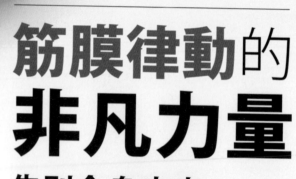

筋膜律動的非凡力量

告別全身疼痛，讓脊椎、肌肉、筋膜無比和諧

Alexandre Munz

亞歷山大·孟茨——著

王雯宜——譯

CONTENTS 目錄

PART 1
孟式地板律動是什麼？

CONTENTS 目錄

譯序
讓身心自由解放的
非凡律動

王雯宜

　　我是退休的國際線空服員，從25歲開始接觸瑜伽至今，一直涉獵多個國家和派別的身體實踐方法。包括中式經絡、氣功導引、印度瑜伽、日本脊椎矯正、德國費登奎斯、禪柔和皮拉提斯等。透過多年的身體探索之旅，我得出了一個結論：這些方法最終都回歸到一個共同的本質，那就是當脊椎和骨盆（即人體的骨架）保持平衡，並搭配順暢自然的深呼吸和健康的生活習慣，身體的內臟、內分泌腺體、關節、筋膜和肌肉等各項功能就能正常運作，從而保持身體的健康。

　　這本修復律動書籍以法國芭蕾舞星的個人經歷和觀點為出發點，讓我意識到了筋膜網絡，可以用原始的螺旋傳輸方式，帶領我深入領略了世界的另一端。有別於大多數健康養生書籍從醫學專家或運動專家的角度切入，這本書以一位頂尖法國芭蕾舞星的身分為背景，他在書中勇敢地承認了自己過去的傷痛，接受了自身的不完美，並告別了華麗舞台。他分享了如何從陰暗的角落中走出來，並開創了自己人生舞台的下半場。

　　我的教學理念和方式與作者的身體實踐有相同的共鳴，書中的見證者與我教過的學生所表達的感受也是如此相似：上完課感覺輕鬆了，睡眠有所改善，就像整脊一樣，全身有一股暖流……在身體內部進行自我按摩，回春、氣色變好了……

　　我一邊閱讀一邊會心地笑著，翻譯這本書的一大挑戰是作者具有藝術家背景。書中的每個動作解說既有巴黎歌劇院舞台上來自舞者思想的元素和想像力，又有躺在地中海馬賽海灘被溫暖細沙環抱的風情，還有在普羅旺斯玩法式滾球的

遊戲。我希望讀者在練習的同時也能激發想像力，讓身體和思想都自由起來。同時，藉此翻譯的機會，我希望與台灣的讀者分享西方法式脊椎保健的概念。書中作者提供給讀者的學習計畫也非常法式：尊重個體，秉持自由主義精神。例如，其中的一個練習計畫段落寫道：「你可以試試看，不要逼自己一定要一週完成幾個練習，做不到也沒關係，第一次練習會緊張也別自責……這很正常。作為父母，千萬別剝奪與自己身體對話的時間……」在我翻譯的過程中，這些法式思維讓我覺得非常有趣。

最後，這些練習讓身體回到初始狀態，以不傷害身體、不強求高難度體式為原則，讓你沉浸在法國天空下，體會法式優雅緩慢律動的洗禮，一起解放你的身心靈，這是一本讓你舒適自在的優秀作品。

推薦序
正在世界各地開展
且占有重要地位的筋膜律動

運動心理治療師 蒂芬妮・維納

　　我很榮幸受邀爲這本致力於身體實踐的著作撰寫序言，也感到很幸運能夠從這個方法的起源開始親身體驗。毫無疑問，孟式地板律動將在現代身體技術的發展史上留下重要的一頁。這個方法關注人體的整體性，獲得了許多運動專家的認可並在全球越來越多的實踐者中廣泛分享。

　　孟式地板律動是由亞歷山大・孟茨（Alexandre Munz）開發的，對我以及許多人來說，螺旋運動對身體和心靈的影響是一種啓發性的體驗。作爲同時擁有運動心理治療師和舞者身分的人，我深信身體是我們居住的場所，我們需要在其中創造空間，感受它的體積、曲線和流暢感。如果我們將身體視爲平面化的存在，那麼我們只是停留在表面，無法眞正體驗其中的豐富多彩。然而，在當今社會中，長時間久坐、人工智慧技術的快速發展，以及身體機器化的生活方式正不斷威脅著我們居住的門檻。這就是爲什麼亞歷山大・孟茨的研究不僅在世界各地展開，而且在公衛領域占據著重要的位置。

　　孟式地板律動是一種身體實踐方法，它並非專爲巴黎歌劇院等培訓出來的首席獨舞家等精英成員所設計，而是適用於所有人，不論是舞者或非舞者，無論是兒童、成年人，還是老年人。亞歷山大・孟茨作爲外科醫生的兒子和兄弟，選擇了一種不同的修復方式。他在自己的身體上尋找尊重身體內在舞台的方法，以療癒他在華麗的舞台上經歷過的身體受傷、痛苦和壓力。每個孟式地板律動的實踐者都有自己的人生舞台，無論他們的生活經歷、年齡和體型如何；其中一些人剛剛從重大疾病中恢復，另一些人渴望重拾年輕，還有一些人希望爲日常生活帶來

更好的運動習慣。

這種創新方法涉及人體的神經生理學、生物力學和心理學等方面，並且遵循自然法則。它引導著人體進入一種微妙的遊戲，其中包括螺旋、旋轉和反轉的動作。孟式地板律動的目的，是解除身體中常常存在的不適應和具限制性的運動模式。它不是要摧毀身體，而是軟化身體的日常不良慣性，重新建立一種特定的身體邏輯。所以，早期的「挺直身體，立正站好」的命令，或透過強壯肌肉的視覺假象來維持身體的張力，或分區鍛鍊身體各部位的訓練模式應該終結。孟式地板律動透過精心鍛鍊身體的智能中心，使身體能夠找到自然的動態對齊，這包括頭部、胸腔和骨盆等重要運動單位的協調運作，讓內在意識覺醒，感受身體的放鬆和舒適感。這種和諧的身體狀態，當然也會對大腦思維產生顯著影響。透過孟式地板律動的實踐，許多人改變了對自己身體的看法，並開始夢想身體無限的潛力。

在形式上，你會發現這本書透過生動的圖示讓練習視覺化。圖文指示清晰且具邏輯性，讓你能夠像身臨其境一樣的體驗，你可以放鬆身心，按照自己的節奏，就像參與一堂私人課程。

最後，請允許我以最真摯的感謝來結束這篇序言。謝謝你！亞歷山大・孟茨！你的出現讓我們對舊有的思維產生了質疑，即便冒著破壞你長期以來所建立的完美形象的風險。你的勇氣和決心使我們有機會真正體驗身體自由表達的意識，讓每個人都能夠自主塑造自己的身體輪廓。

最後，感謝我們昔日、今日和未來的友誼。

（本文作者為 l'ISRP法國運動心理復健高等學院運動心理治療師）

前言
不論年齡，都可以回復
生機和活力

你有背痛嗎？你是否有長期偏頭痛、睡眠障礙、慢性疼痛或感到身體僵硬緊繃？你感到壓力，感到無法克服的疲勞？你的身體是否缺乏張力或柔軟度？歡迎來到孟式地板律動專為你打造的非凡奇妙的筋膜世界。

一種深層的內部按摩

這個概念既有效又簡單：你躺在地板上，進行細微的慢速旋轉和反旋轉運動，將頭部和胸腔轉開、將胸腔和骨盆轉開。這些動作看似輕柔緩慢，但實際上是螺旋強烈的力量從內部按摩你的身體，也就是在內部釋放筋膜的非凡力量。科學已經證實：筋膜結締組織存在於我們的身體，甚至存在於我們的細胞中，對我們的身體和心理健康影響極大，筋膜需要以極緩慢的方式進行按摩才能啟動修復。而孟式地板律動正是這樣訓練，而這位按摩師是你自己的斜肌。

許多專家在談到筋膜時使用「基質」一詞。這些纖維組織如同大腦，是一個非常精密和敏感的內部網絡。在基質中傳遞的多方向力量，會觸發膠原蛋白（纖維的堅韌度）、彈性蛋白（纖維的彈性度）和蛋白聚醣（纖維的水合作用）的本能生成反應，藉以抵抗衰老、舒緩背痛和根治慢性疾病。

至於心理和情感層面，我可以花幾個小時與你談論來自我在世界各地培訓的教練及學生（本書收錄了許多他們的見證）二十年來觸動人心的見證。在與你分享本書中三個將改變你一生的訓練課程之前，我首先要講述個人經歷及孟式地板律動主要訓練特點，以便理解孟式地板律動誕生的背景，幫你打開身體的無限潛能。然後，我會解釋筋膜迷人的槓桿力量。

我希望能夠讓更多人知道，這是適用於所有人的方法，每個人都可以從中受益，改善影響日常生活的不良慣性動作，發揮身體無限潛能，增加運動技術表現的身體革命，這些簡單、有效且持久的動作設計，將會讓你一生受用。

　　孟式地板律動不僅涉及筋膜，它的螺旋運動更不斷激發組成交叉肌鏈的張力肌／姿勢肌的力量。當這些深層的交叉肌鏈收縮時，會透過反射作用放鬆直肌／相位肌，即放鬆表層肌肉。這種神經肌肉反射現象稱為「交互抑制反射」。只需一個動態螺旋動作，就可以從深層激發它。一股深層的力量圍繞著你的脊椎，就像從內部支撐著你，同時，這種向核心匯聚的力量會幫你放鬆日常生活中的緊張壓力。你會發現身體擁有更大的彈性和出人意料的肌肉張力與保水度。孟式地板律動像「三合一」的洗髮精，具有強化、柔軟和保濕的功效。肌肉內部的按摩效果（即從肌肉內部開始）也能解除疼痛，包括長期以來存在的疼痛，有時甚至在第一次練習後就能感受到。螺旋運動的神奇之處在於，不僅能挖掘出緊張的層次，還能再生現有的結構。就像考古學家一樣，你將發現、驚訝和自我驚喜，未曾預料到的寶藏就在那裡，等著循環的波浪來活化你內部的感知系統：筋膜系統、肌肉系統、骨骼系統、中樞神經系統、淋巴系統和內臟系統，你在脊柱內外進行了一次「重新啟動」。

　　脊椎是身體的中心，所有的器官都與脊椎相連，它也是全身從頭部和腳部，以及內部各系統之間聯繫的橋樑，透過符合人體生理學的螺旋運動，你可能會在幾分鐘內被快速領航，投身於這片筋膜的自我放鬆和身心重新連結的大洋。

　　每個學生都會發現自己的身體有不曾意識到的潛力，每個體驗過孟式地板律動的學員在練習結束後都有意義深遠的心得想向世人訴說。人們在孟式地板律動中發現自己的真正潛力，有些人自我療癒，有些人則在這裡找到了提升運動技術表現或重新訓練身體的方法。我自己及孟式地板律動的認證教練們，正在經歷一場激勵人心的冒險，人們所描述重拾人生的活力與熱情，讓我們不斷見證「新的人生里程碑」，對孟式地板律動熱情永不減。

　　關於筋膜的知識是如此新穎，以致於對那些從未練習過孟式地板律動的人而言，這麼多療效可能令人質疑。事實上，所有這些看似神祕的效果，都可以從功能性的角度解釋，「祕密」就在筋膜。筋膜是我們身體意識的中心，是主掌感覺

的接收器和傳輸器。正如前面所解釋的種種原因，這些具黏稠性和含水量高的纖維組織結構，讓當今科學家著迷。研究人員對筋膜的新發現如此之創新，以至於他們認為我們慣用多年的解剖書需要重新編寫。這個世界正在經歷人類歷史上從未見過的大轉變。孟式地板律動已經存在了近二十年，而科學界對於筋膜的關注是近十年左右的事。世界正面臨著一場思想衝擊，十年間已徹底改變了對人類對身體的理解，顛覆了所有人原本不曾懷疑的信念。

在專家揭示筋膜學說之前，我在我的「身體實驗室」中，早已經歷過這個科學上的革新研究。當時孟式地板律動還是小眾市場，我和巴黎學生們每週的練習總是帶來幸福和奇蹟，因為他們和我一樣，孟式地板律動避免了身體原本注定要接受的侵入性干預手術。透過這些有組織性、流暢性的螺旋運動，讓筋膜在體內激起陣陣漣漪，重新修復身體，然而當時我只能做部分解釋，但是因為我從傳授孟式地板律動的各種背景的人群那兒獲得很多有關再生機制的證詞，使我義無反顧地致力於推動我的研究。隨後獲得的多項獎項和榮譽使我能夠繼續前進，我由衷感謝所有國內外機構對我的讚揚。

所謂教學相長，讓我不斷進步的人是我的學生，其中有很多研究脊椎的專家，如蒂芬妮・維納，她是一位卓越的運動心理治療師和作家，在她所從事的領域之外也受到其他專業人士的認可，並且在運動心理復健高等學院（l'ISRP）擁有聲譽。她向我揭示了孟式地板律動的影響超越了身體範疇，讓我意識到了孟式地板律動在心理、情緒、本體感覺和內在感知的層面，以及我自己感受到、但因為擔心被視為怪力亂神而未表達出來的感覺和轉變。我與她的交流使我更好地理解了學生們對孟式地板律動的各種不可思議的見證，有點像是她讓我認識了自己的教學方向。而每週練習的學生，在某種程度上也在教我孟式地板律動，正是因為他們的篳路藍縷，才能對世人有所裨益。

發生在學生身體的故事與個人的感受是我所有研究的基石，是我現在所堅持的事業──孟式工作坊的基礎。

無論你的年齡和身體狀況如何，孟式地板律動適合所有人，易懂易學易完成，快速地改變你的生活。你的身體如同歷史悠久的斯特拉迪瓦里小提琴，只要你用身體的智慧在微觀層面與它溝通，它會給你千倍的回報，奏出悠揚的音色。

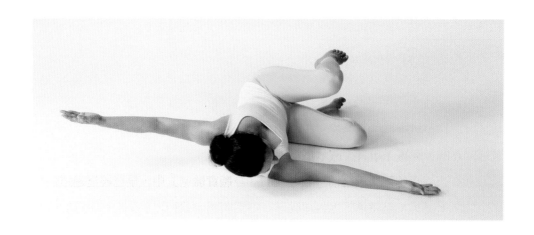

而孟式地板律動運動恰好就是以細微的動作實現了無限廣大的效果。

孟式地板律動的緣起

　　職業舞者生涯結束後，我連「走路」這麼簡單的動作都變得困難，你可以想像我在最初對孟式地板律動的探索，以及科學最近才解開的謎底所帶來的喜悅。

　　我30歲就因傷退休了，停止跳舞後也不知道自己該做什麼，但腦海中一直有一個聲音迴盪著：我不想動手術。雖然所有人都認為我不接受手術的決定很瘋狂，但還有一個比我更瘋狂的東西推著我走向別處。我怎麼能想像得到，這種沒明確解方的背痛和當時毫無依據的直覺，會在全球蔓延開來？老實說，我並沒有退休，而是暫時隱退，以重新思考我的身體健康生態平衡系統，卻不知道有一天，有人在吉隆坡、河內、紐約、阿姆斯特丹、米蘭、巴黎和其他許多城市也在思考同樣的東西。

　　有兩位重要的舞蹈編舞家在我內心唱出了希望的旋律：奧古斯特・布農維爾（19世紀丹麥人）和喬治・巴蘭欽（20世紀俄羅斯人）在我內心潛移默化地傳遞了超越美學領域的東西，一種身體智慧的直覺潛能。

　　如果沒有親身經歷他們的作品，如果沒有理解他們對斜線與圓形空間的運動概念深刻理解，我永遠不會發現身體作為轉化工具所具備的非凡潛力。雖然慢性疼痛是一種很難忍受、有時也無法忍受的折磨，但這些編舞家在我身上所傳遞如

何運用身體智慧的旋律比無法擺脫的疼痛感更加嘹亮，我能聽到筋膜在體內滑動的共鳴迴響，這個聲音比任何手術和終身用藥所帶來的副作用還清晰。

　　我曾是德國柏林歌劇院芭蕾舞團的首席獨舞者，在法國稱爲明星舞者。我的舞蹈教育始於80年代初的巴黎歌劇院芭蕾舞蹈學校，當時現代舞在法國正萌芽起步，我度過一段嚴格強調身體對稱和超垂直的觀念主導訓練下的時期，我們被教育這樣的訓練模式是最理想的，以至於我整個舞蹈生涯潛意識中都懷著錯誤的自我感知。

　　在我那個年代，承襲皇室傳統的經典教學方式根植於不可挑戰其權威性的身體垂直對稱邏輯中。我們是皇家舞蹈學院的子弟，要像路易十四的權杖一樣端莊嚴肅，站得直挺挺……想當然爾，垂直的脊椎是無法舞動的。那裡也沒有遵循普世原則「統治」獨特性的個體，取而代之的是在同質性下建立起來的幻想中的身體垂直王國；約翰·喬治·諾維爾——芭蕾舞之父，將芭蕾舞作爲一門成熟的表演藝術形式發起者。1760年，在他著名的《舞蹈書信集》中寫道，在這些學校裡，我們不是學習如何跳舞；我們只是被挑選出的精英。或許因爲醜聞或陰謀，這位先生被驅逐出法國，帶著他所創的理論遠走他鄉，也就是現代所稱的舞蹈生物力學。

　　舞蹈生物力學理論在1990年代在法國誕生時，許多反對者大聲疾呼，認爲這是對舞蹈藝術和成果的歪曲和扭曲。直到大多數人（尤其是那些最感興趣的舞者）一致認爲，在「生物力學」中，雖然有「力學」這一部分，但也有「生物」

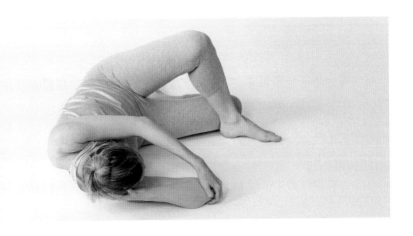

這個詞，它改變了我們的生活和職業生涯的走向。除了約翰‧喬治‧諾維爾，還有一位同是法國人，出生於馬賽、享譽國際的編舞家莫里斯‧貝雅，他們一生的成就都進入國際舞蹈史，並成為現今舞蹈學術著作中的一部分。因此，我毫不猶豫地說，是舞者自己努力超越過度保守的思維，他們改變自己的未來，也同時改變舞蹈的未來，包括那些具有指標性的知名芭蕾舞團。許多舞者會告訴你，他們在成為專業舞者的過程中重新掌握了自己的身體。

　　透過將身體的筋膜與多樣的舞蹈動作相結合，他們所受的學院派浪漫主義教育發生了變化，他們的肌肉骨骼系統從內部悄悄地動搖著一直以來的慣性訓練。比如說，如果專業舞者透過學習現代舞，那他們能更深入地融入自己的內心，進行更多面向的動作，激發脊椎的靈活性，筋膜就能往全方位伸展，這就是我的舞蹈養成教育和我的身體探索之旅。它始於我7歲的時候……現在我已經50歲了。

　　這種對身體的誤解和每天的魔鬼訓練，導致了我往後職業生涯中的慢性傷痛，影響了包括我這一代的無數舞者夥伴，當然也包括現今的舞者。身體承受的痛苦是我幾十年來的日常，背部、髖部和膝蓋的疼痛經常達到無法忍受的臨界點。我也經常被反覆出現的視覺性偏頭痛糾纏，它從我青少年接受專業舞者的嚴格訓練的時期就有，長時間要求身體垂直對齊的方式，讓頸部產生壓力而造成頸椎壓縮，導致視覺性偏頭痛，直到我研發了孟式地板律動才徹底擺脫，也就是說，螺旋運動改變了我的生活，也拯救了我的人生。

源於直覺

　　令人無法呼吸的垂直對齊，影響了我整個藝術生涯。出於對舞蹈的熱愛，當我每次倚靠著把杆練習平淡和單一的動作，當我融入立方體的舞台，站在水平的刻板方塊中，我的身體和心智不斷被壓抑著。台下觀眾投注的眼神與舞台投射的光束包覆我的橫膈膜，但投射燈後的陰影，是影響我日常生活的身體疼痛不適。所以，在這個無望的時刻，我提出了一個假設：如果我摒除外界的干擾，只聽從內心聲音指引我練習的節奏，會有什麼樣的結果？如果我只用圓弧型的動作，將我的脊椎捲曲和展開，輕柔地釋放頭部、胸腔和骨盆之間的束縛，將會發生什麼

事？我想起自己在巴黎第18區的閣樓小房間裡躺了三天，像編織一面精緻的蕾絲，不斷地推敲脊椎的構造與探索適合脊椎的運動方式。沒錯，我只用了三天，就讓困擾我將近二十年的慢性疼痛消失蹤跡。這是我第一次感覺自己的身體超越所有制約，但同時也感受到身體安處於這個世界。為什麼體內傳輸的能量和流動的液體可以有如此和諧的感覺？當時我毫無頭緒，但我確信這不是魔法。

有一種具體而迅速的東西，正從身體內部修復著我，我復活也復原了。我重新振奮，大口呼吸，意識到我的職業生涯不會有期限，深知我的感官啟發是無價之寶，我在追求身心健康的過程，像發現一顆未經琢磨的鑽石，一邊修整它一邊驚喜不斷，一個我以前無法想像到的命運場景出現在我面前。為什麼我一開始就如此確定？因為這些跡象是明顯來自我的身體、心理和澎湃的情感，震耳欲聾地在我內心激盪著。我深層軟弱無力的肌肉甦醒，表層的肌肉愉快的呢喃著，我的筋膜打哈欠……在空間狹小但陽光充足的閣樓裡，我的人生不再迷惘，面對這一瞬間的啟發，我重新振作，寄情於工作。我不斷地發展動作、測試、提交、再次研發不同動作、確認和彙整成果。我整個人和我的所有目標都專注於孟式地板律動，沒有任何保守主義能夠打破我、我的脊椎和我的筋膜之間曾許下的誓約。

在研究的道路上，我承認有好幾次我差點跌跤。孟式芭蕾以不同的方式演繹古典舞蹈，孟式地板律動以不同的方式訓練身體，走這條道路有時吃力不討好，同行的傳統方法與我的方法互相對立，但是，當我的背部像從未有過的那樣，以出人意料的進展修復，不斷地增加靈活性和力量，我繼續堅持著我的方法，並分享給明星舞者、修車工、護士、麵包師傅、老年人、兒童、殘障人士，以及所有經口耳相傳被引導到我這裡的人。這些身體獲得改善的人們每週的回饋對我來說是一股無比強大的動力，足以對抗傳統觀念所引起的懷疑。我承認，因為保守機構中存在的內部制度問題、令人困擾的外在干預，以及陳舊的慣例，我曾被指責為騙子、貪婪者和傲慢者，但這些批評是提升我的能力和專業素養的好機會，我不斷的學習和改進，提升孟式地板律動的內容和形式，進而鞏固孟氏工作坊的基石。

這些年來，我像裁縫師一樣堅持不懈的研究版型，我在脊椎上搭起支撐條，就像在布料上使用骨架一樣，為身體提供支撐和結構。然後，我用結締組織把胸

前衣料縫製完成，接著，我連接交叉的肌肉鏈，就像在布料上進行交叉縫紉，讓肌肉得到良好的連接和協調。在進行斜切的切口時，我反覆地製作和拆解，就像裁縫師在布料上反覆試驗和調整，直到縫合變得堅固且可靠。這條柔軟而永恆的縫線驅使著我製作更多的高級訂製服，爲人們做更多貢獻，讓我的學生得到讚美！

隨著時間的流逝，我內心也出現其他變化。我需要一本書來談論神經可塑性、本體感覺和內在感知、身體圖像和身體的心理表徵、個人生活、消除創傷等。因爲孟式地板律動，我的輪廓被重新勾勒，我的器官被重塑。今天，我以不同的眼光看待身體，無論是我的還是其他人的。至於我的慢性疼痛，儘管當初已有最嚴重的預料結果，但它們從未成眞。希望好運一直在……當然，椎間盤凸出無法痊癒，損壞的椎間盤不會變好，天生的腰椎管狹窄加上關節炎壓迫的事實也不可能改變。但是，有一個奇妙且有效的方法可以對抗宿命：只要舒緩壓迫損壞椎間盤的椎骨，刺激沿著脊椎流動的筋膜結締組織，重新賦予微小而強大、環繞著脊椎的多裂肌該有的排列與肌理，我們就會回復活力與生機。這並沒有什麼神祕之處，這本書想要告訴你：透過螺旋運動讓筋膜彼此滑動，我們可以擺脫筋膜乾枯時產生的身體疼痛，我們可以重新掌握自己的橫膈膜、腰肌、筋膜和中樞神經系統，這是每個人都可以實現的夢想，無論年齡多大，都有可能重返年輕。

因此，在我進行了四個月的身體實證後，我的個人身體實驗室開始轉化爲公開課程。我在巴黎的第一堂課，只有一個人報名……一位日本遊客。一個月後，有三十位巴黎人參加了我的課程。正是在這個時候，因爲一切都順利進展，我加大了研究力度，也開始有多一點收入。那時，我的小閣樓公寓空間窄小，無法讓我完全伸展開來，迫使我創造出獨特的動作，得以符合骨骼結構，進行著收縮和擴張，如今這些都成爲孟式地板律動廣受歡迎且經典的練習動作。

現在我的學生也可以在家中練習這些動作，他們的環境比我以前好太多。我習慣提前兩三個小時到達訓練場地，利用訓練室的大空間爲我的研究和骨骼實驗增添更多廣度。這些波希米亞風格的自由創作出的「奇怪」姿勢，有時讓人感到困惑。我熱情地做著，從未害怕被嘲笑，因爲在我的感官劇場中，我只聽到我的器官在爲我喝采。雖然這些看似奇怪的姿勢可能讓人摸不著頭緒，但同時，帶給

身體修復的口碑足以彌補一切，我的課程場場爆滿，我在巴黎的十五年間，孟式地板律動一直都很受歡迎。

　　每當我的脊椎和中樞神經系統驗證了新的訓練動作，我就會將其加入我的教學內容，傳授給學生們。對於初學者、老年人、運動員、舞者，我不會對他們提及我的實驗。當他們測試我的新系列動作的變化和進展時，我觀察他們的反應和結果，來驗證自己的身體語言和理論，我不斷精進並改良自己的方法。無論是充滿潛力的孩子、資深的奧運選手、重新出發的運動員……每個人都超越了我的個人故事，讓我與世界及本世紀驚人的筋膜學說連結得更緊密，二十年來，我對這種感恩之情始終如一。最後，孟式地板律動教給我們一個永不放棄的信念，懷抱著夢想和努力實現目標。因此，每個分享的故事，包括那些參加我在世界各地培訓教練的課程的陌生人故事，都讓我回憶起孟式方法的起源，備感溫馨。

　　現在我住在紐約，並創立了孟式工作坊，致力於發展我的研發專利，其中包括孟式地板律動和孟式芭蕾。我在歐洲、美國、加拿大和亞洲培訓專業人士，最近正在開發研究肌肉強化的方法和專為兒童設計的身體意象訓練方法。

　　孟式地板律動，是我在這本書中向你介紹的方法，它誕生於你我的身體和心理，適用於所有人，不需要特殊設備或技能才能進行，只需要你的身心靈投入就行。

見證

一股不斷上升和下降的能量（氣）沿著我的脊椎運行。

我第一次和亞歷山大‧孟茨進行孟式地板律動幾個小時後，感受到身體有一些不尋常的反應。這個反應是從我在餐廳的露台上和一位朋友見面時開始的。整個晚餐期間，我都在跟她描述在我身上發生的作用。

首先，我感到一股暖流從脊椎底部一路爬升到頭頂。我的視覺敏銳度增加，舉目所見都變得非常清晰，顏色既鮮豔又明亮。一股不斷上升和下降的能量（氣）沿著我的脊椎運行。它越來越強烈、擴大，最後從我的頭頂溢出來。這麼強烈的愉悅感並不是靠酒精和迷幻藥，這是我從未有過的覺察。它持續了一個多小時，最後漸漸雲淡風清。

原來，我剛剛經歷了亢達里尼拙火能量上升[1]。

———貝特宏‧艾普
（達利紀念館藝術顧問、專家）

---

1 亢達里尼是梵文，與瑜伽有關，指人的脊椎底部盤曲強大精神能量。對普通人而言，亢達里尼處於休息（沉睡）狀態。——出自維基百科

Part 1

孟式地板律動
是什麼？

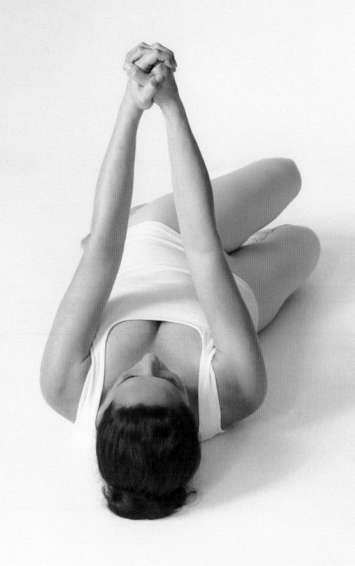

如果孟式地板律動是一種所有人都可以接受的身體實踐方法，那是因為它結合了人體運作的兩個主要優點：透過筋膜運行產生的柔軟度和強韌度，以及藉由螺旋運動來釋放脊椎潛能。

第一章
孟式地板律動的基礎：
運動和螺旋

肌肉等張收縮

　　孟式地板律動是一種肌肉等張收縮的練習方式，也就是說，拉伸肌肉和強化肌肉是在穩定的動作和恆定的力量下進行（與等長肌肉收縮的靜止狀態相反）。等張運動的優點在於，它從不強迫身體侷限在只適用於某些型態的靜態位置。動態收縮可以是向心收縮（縮短）或離心收縮（伸長）。

1.**向心收縮**：是最常見的收縮類型。想像你伸出手去拿放在前面桌子上的筆，再將筆拿回來的動作，這就是在進行肱二頭肌向心收縮。

2.**離心收縮**：與向心收縮相反。你把筆放回桌子上，這就是在進行肱二頭肌離心收縮，誘發肌肉拉伸。

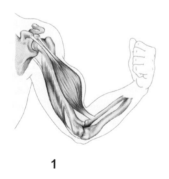 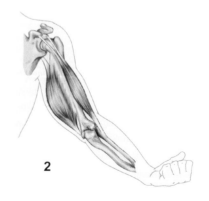

1　　　　　　　　　　　2

向心收縮與離心收縮

螺旋

孟式地板律動的特殊之處在於旋轉和反轉的動作，螺旋正是這兩種相互作用的結合。雖然肉眼看起來螺旋的基座似乎靜止，但實際上是活躍的。螺旋以相反的力量進行著交互作用，這也是其存在的原因。因此，螺旋不僅僅是一個簡單的旋轉，其形成涉及到與另一個對立的（拮抗性）動作組合。

螺旋的特點是能量的生成和釋放。螺旋的存在彙總了所謂的「最小努力原則」。許多學派都強調燃燒能量的好處，但現在我們知道身體本身能夠產生和利用能量。換言之，螺旋具有再生能力，既能產生能量，也能儲存能量，並只釋放出運行所需的部分能量。

「螺旋有益身心」不僅僅是一句簡單的說法，無論個人的體型、年齡和訓練程度如何，都對螺旋有具體的共鳴。每個人都能夠與螺旋曲線的間隙相互結合，因為螺旋是一種動態形式，具有可變、可延展的幾何形態，包括垂直、水平和矢狀（也稱為「輪平面」）。透過孟式地板律動的螺旋動作與球型動作的交織，每個人都能夠進入圓形的氣場和身體延展的曲線之中。

在這個高度發展的世界中，我們應該擁有一個基本且不可或缺的理論，即任何教學、身體實踐和訓練方式都應該融入一個關鍵事實：宇宙中沒有任何東西遵循或符合軸向對齊的原則（即直的、垂直的或垂直於地面）。整脊師和生物力學專家都深刻理解，這種被簡化的觀點如何阻礙人體正常功能的運作。

在2021年，由布達佩斯國家舞蹈學院舉辦的一場國際舞蹈大會上，我甚至聽到神經科學家柏格卡・哈塔拉女士將軸向對齊稱為「非人道的」，認為它與地球上任何生命形態都毫無關聯。相反的，螺旋運動存在於宇宙和人體網絡之中，對我們每個人都產生共鳴。當我們向身體提供其所需的螺旋運動時，身體的靈活性和關節活動度得以充分發揮。這種效果並不令人驚訝，而是基於純粹的邏輯。事實上，即使那些自認為缺乏靈活性的人，也能夠體會到螺旋運動所帶來的好處。

此外，身體並非靜態物質，而是處於持續變化之中。我們的筋膜每分鐘都在不斷改變形狀，這進一步強調了身體的動態性，孟式地板律動的創新概念也正是基於這種動態理念而形成的。

脊椎構造的概念並非最近才出現，但目前存在兩種不同的學派觀點。一派認為脊椎是三維的，具有可捲曲的特性；另一派則將脊椎視爲二維結構，將上肢和下肢之間建立起「立方體」關係，使肩膀和髖部保持持續對齊的狀態。

　　然而，從身體的各種功能、骨骼形態、肌肉附著點，到整個運動系統，甚至人類的DNA形狀，所有這些都基於螺旋原理或曲線模式。骨骼並非筆直的，它們本身就帶有曲度，能夠吸收我們日常生活中的運動或各種微妙的關節交互所帶來的衝擊。肌肉也遵循曲線和斜線的走向，這樣可以在立體空間中自由且協調地運作。更重要的是，通過交叉肌鏈的作用，不連續或僵硬的動作可以轉化爲連續且協調的動作（詳見第31頁）。

　　我們的指紋是由螺旋線條組成，血液在我們的動脈和靜脈中，也遵循螺旋軌跡流動。不僅如此，許多身體結構和生理特徵都展現出螺旋形態。例如，內耳的耳蝸、心臟的纖維組織、視桿細胞，以及頭髮的生長方向，都具有螺旋的形態。甚至支撐生命的基因遺傳物質DNA分子，存在於每個細胞核中，也呈現自轉的螺旋形狀。

　　螺旋不僅存在於人類身體中，也廣泛存在於宇宙的各個層面。從銀河系到原子，從颶風、植物、動物到礦物和河水的流動，都展現出曲線狀的特徵。螺旋被視爲深植於宇宙結構中的基本能量形式。人類長期以來一直將螺旋圖案用來表達成就、生命力、宇宙秩序、季節循環和各種生命週期。舉例來說，在

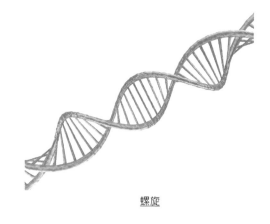

螺旋

阿茲特克文化中，頭上有螺旋造型的羽蛇神，象徵著拯救力量，恢復與原始連結的意義。另外，東方風水概念中的螺旋圖案（太極陰陽圖）則代表著空間中的能量平衡，具有穩定和活力的和諧意義。

　　人類的脊椎連接著頭顱、胸腔和骨盆這三個部位。觀察脊椎的結構，我們可以將其形容爲一個旋轉樓梯，以螺旋機制運作的曲線運動將力量從上到下傳遞，

吸收雙足站立或行走時地心引力所產生的衝擊。每個堆疊的椎骨將頭部、胸腔和骨盆彼此連接，同時承擔著脊髓（大腦的延伸）所在的脊椎內部的負擔。脊髓的健康狀態與脊椎的狀態密切相關。此外，我們體內的所有器官都與脊椎相連，因此透過從內部按摩並刺激脊椎，可以迅速產生令人驚訝甚至出乎意料的自我修復現象。

　　孟式地板律動身體實踐法，完全基於這種全面的運動和心理概念。螺旋是孟式地板律動的核心，也是孟式地板律動存在的原因，更是孟式地板律動數百個練習的基礎。

第二章

脊椎的作用及對筋膜和肌肉的直接影響

　　孟式地板律動在兩個目標上進行訓練：脊椎（包括周圍肌肉）和結締組織，也稱為筋膜（見第三章，第49頁）。為了更能體會這些練習為身體帶來的好處，讓我們從介紹脊椎的基本解剖學概念開始進行。

淺談解剖學概念

　　脊椎是人體最精細的骨骼結構之一，它承受身體最多的重量。以一個體重63公斤的人為例，腿部就占了三分之一的體重，因此當他站立時，他的下背部必須承受42公斤的重量。

　　脊椎由一系列稱為椎骨的骨骼段組成。因人而異，人類的椎骨數量在32到34之間。前24個椎骨，包括頸椎、胸椎和腰椎，是脊椎可大範圍活動的部位。而由骶骨（薦骨）和尾骨組成的8到10個椎骨則是相互連接的。因此，脊椎包括：

- 7個頸椎，形成頸部。從頭顱底部開始編號為C1、C2、C3等。第一個椎骨稱為：寰椎，支撐著頭顱。
- 12個胸椎，形成上背部。從D1、D2、D3等開始編號。
- 5個腰椎，形成下背部。從L1、L2、L3等開始編號。
- 5個骶椎（薦椎），形成骶骨（薦骨）。從S1、S2、S3等開始編號。
- 3到5個尾椎，形成尾骨。

　　每個椎骨由兩個部分組成：前方的圓柱形椎體和後方形成關節面的椎弓。椎骨之間存在著稱為椎間盤的小型纖維軟骨盤。椎間盤由內部中心的凝膠狀結構，即髓核，以及外部由多個同心圓排列的纖維環組成。

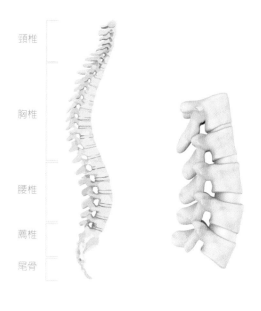

椎間盤扮演著重要的緩衝作用，確保脊椎的柔軟性和靈活性。髓核作爲内部凝膠結構，能夠吸收脊椎所受的力量和衝擊，而纖維環則以同心圓的方式排列，用於緩解衝擊，確保椎骨結構的連貫性，同時吸收運動時產生的壓力。

這種椎間盤的結構可以形容爲一條完美串連的珍珠項鍊，每顆圓珠之間以螺旋形式相互作用。這種特殊結構賦予了脊椎柔軟性和靈活性，同時能夠抵擋壓力和衝

頸椎

胸椎

腰椎

薦椎

尾骨

脊椎側視圖　　　　椎骨與椎間盤

擊，確保整個脊椎結構的穩定性。椎間盤的功能在於吸收脊椎所承受的受力和衝擊，同時確保整個脊椎結構的靈活性。

孟式地板律動，透過極緩慢的速度來執行脊椎的旋轉和反轉（建構／解構／收束／釋放）動作。這樣的緩慢速度有其特定的原因，因爲它能夠顯著增加肌肉的阻力，同時帶來更多的益處。

爲什麼要選擇這麼慢的速度呢？原因很簡單：透過緩慢的動作，肌肉能夠完全參與並掌控整個過程，從而產生更多的收益。旋轉和反轉動作的結合形成了一個螺旋，而緩慢的速度則是由肌肉主導。在這個過程中，正向力量和反向力量不斷地相互作用，同時產生肌肉的張力和彈性。

孟式地板律動的所有姿勢都是經過精心設計，旨在防止練習者對脊椎旋轉產生「過度消耗」，也就是過度使用脊椎的情況。透過在地板上進行練習，可維持骨骼結構的平衡，這是一種保護機制，可以避免練習者的脊椎過度負荷。

我把氣息注入到脊椎中

進行孟式地板律動時，我感受到自己的身體和心靈的連結，並且意識到脊椎像手風琴一樣展開和收縮，我把氣息注入到脊椎中，有時候我甚至可以在姿勢中停留幾個小時，因為這種拉伸的感覺非常舒適且深刻。

——香塔爾

獲得了啟示

因為無法根治的椎間盤凸出，讓我承受腰痛的煎熬，然而當我嘗試了孟式地板律動，只需一次練習，讓我在身心狀態改善方面，獲得了啟示。

——蕾蒂西亞・赫薩

重大轉變

在我上完第一堂課後，我馬上有神清氣爽的感覺。在接下來幾天的舞蹈課程中，我的肢體伸得更開，且我的關節更靈活，特別是在腰椎的部分。但它不僅僅只是增加我的伸展角度，還包括解決了最近一直困擾著我的問題：我的骨盆重新被調整，回歸正位，我的髖部旋轉角度有重大轉變。太棒了！

——瑪塔・侯曼納（米蘭斯卡拉歌劇院芭蕾舞團首席獨舞者）

一種奇特且非常愉快的感覺

我已經和薦髂關節疼痛共處了七、八年，每當我從坐姿轉為站立姿勢時就會感覺到疼痛的存在，我以為必須忍受這種疼痛直到生命的盡頭，但是，自從我進行了第二次孟式地板練習後，疼痛感已經消失將近四週，現在是輕盈感和靈活感占據了我的薦髂關節地帶，真是一種奇特且非常愉快的感覺。

——多米尼克・羅賓・洛德

孟式地板律動與線性拉伸動作有所不同，它遵循脊椎構造的曲線路徑，所有的動作都是在完全自主的情況下進行，沒有任何外部因素操控。同時，由於脊椎受到壓力緩解，自然而然地形成了新的肌肉環境。換句話說，這種非靜態的螺旋運動讓椎骨之間獲得更多的空間，你會感受到肌肉內部同時收束和展開的感覺，同時也有強化和拉伸的效果。

孟式地板律動使身體引起的共鳴從中心向四周多方面擴散。從這本書中分享的第一個或前三個練習開始，當我們使用非常緩慢的動態螺旋動作滋養脊椎時，你會立即感受到效果，頭顱、臉頰（顎）、舌頭、眼睛、手、腳，以及所有與脊柱相連的內臟器官都會產生共鳴。這種舒緩脊椎壓力的效果不是暫時的，而是持久的，因為它源於肌肉的內部運動，也就是你自己的肌肉產生的運動。因此，在沒有外部力量介入的情況下，你會感覺到自己被多條背帶支撐著，這些背帶交叉在脊椎周圍，椎間盤之間得到放鬆，彼此之間不再產生壓迫，各個關節鏈也恢復並保持與脊椎的靈活連接。

強化胸腰動力鏈

從背面或正面觀察脊椎骨，它可能看起來像一條直線，但是從側面看，我們可以清楚地看到脊椎骨並不是完全直的。事實上，一個健康的脊椎骨由一系列的彎曲組成，其中大部分都是可活動的，這個特性對整個脊椎結構的正常運作至關重要。

1. **頸椎前凸**，即頸部的凹陷。
2. **胸椎後凸**，即背部中間的圓弧。
3. **腰椎前凸**，即腰部的凹陷。
4. **僵直（不易彎曲）後凸**，即骶骨（薦椎）和尾骨處的曲度，與其他曲線不同，呈固定曲線。

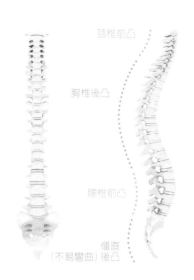

脊椎前視圖與側視圖

腰椎曲度進化史

脊椎的曲度在人類的進化過程中經歷了重要的演變。從四足行走的動物到具有直立姿勢和雙足行走能力的人類，脊椎的曲線進行了變化和適應2。這種演化過程也反映在新生兒的生長發育中。剛出生的嬰兒在數週至數月的時間內呈現出半圓形、單向彎曲的Ｃ型脊椎，並且沒有明顯的曲線。這種自然姿勢對於保護嬰兒脆弱的椎間盤至關重要，因為他們的椎間盤非常柔軟。

隨著嬰兒的成長，背部肌肉逐漸茁壯，他們開始挺直身體並抬起頭部。這樣的發展促使了第一個曲度的形成，即頸椎曲度。當嬰兒開始站立和行走時，腰椎前凸曲線也開始出現。這種凸度的出現是為了適應人體站立和行走的需要。隨著時間的推移，這種腰椎前凸的曲線在約10歲左右成為永久性的曲線。

脊椎的曲度因人而異，並且這些曲度並不會對生理功能產生任何直接的影響。然而，腰椎的曲度對於脊椎的穩固性和靈活性至關重要，它有助於均勻分散身體的重量並減少能量消耗。根據研究，具有三個曲度的脊椎比沒有曲度的脊椎還要強十倍（歐拉定律）。當腰椎的生理曲度過多或不足，甚至出現反向曲度時，就可能發展為病理性情況。例如，過度的腰椎前凸（脊椎向前凹陷）或胸椎過度後凸（背部呈圓弧形，頸部向前）等罕見的異常情況。

過於強調身體的直線概念既是有害的，也限制了人類追求身體平衡的能力。事實上，世界上沒有任何生命形式是按照軸向對齊的概念運作的。這種簡化身心表現的概念早已被科學知識所駁斥！舉例來說，當一位古典舞者單腿站穩時，身體並不是完全「筆直」的，它的對齊線是斜的，與地面的承重腿呈螺旋狀對齊，這是生物力學中所稱的「動態斜向對齊」。這種對齊方式旨在於單腿支撐的位置上保持平衡，與「靜態垂直對齊」形成對比，後者則是在兩腳站立的位置上保持平衡。簡而言之，若要在單腿站立時身體與地面垂直並保持平衡，我們只是在假裝平衡，而不是真正的身體平衡。

2 根據2015年由Patrice Thiriet和Olivier Rastello所撰寫的《Bases d'anatomie fonctionnelle en 3D》並由De Boeck出版

這是因為我們必須有意識地收縮平時沒有平衡功能的肌群，以彌補身體重心的不平衡，保持站立的穩定。然而，需要注意以下重要事項：地面承重腿的定位在有效平衡身體重量和地心引力之間起著關鍵作用。換句話說，將身體軸向（垂直於地面）對齊是各種技術表現中最主要的挑戰之一。儘管我們可以利用自身的智慧來彌補這個問題，但這個挑戰仍然存在。

值得注意的是，垂直對齊時的肌肉和骨骼系統結構限制了我們交叉肌鏈的潛力。交叉肌鏈在支撐脊椎並使四肢與脊椎協調運動方面非常重要。這些交叉肌鏈實現了螺旋運動，並是孟式地板律動的核心所在。我們可以透過孟式地板律動發揮這些交叉肌鏈的潛力，以實現更好的身體平衡和功能。

我想與我在本書開頭的個人經歷作一個對照：我所提到的兩位編舞家：奧古斯特・布農維爾（19世紀）和喬治・巴蘭欽（20世紀）。對我來說，這兩位藝術家是嚴格遵守人體科學與生理法則的天才編舞家。他們非常理解斜線對齊與承重腿延著脊椎螺旋定位的原理，而將舞蹈動作和必備的脊椎生物力學概念結合並加以系統化。

儘管有許多訓練技術對腰椎前凸持相反的觀點，但我們不應該禁止腰椎前凸，因為它對身體的平衡和活動非常重要。相反，我們應強化這個下背部的曲線。不幸的是，在體育和舞蹈界中，仍然存在著消除腰椎前凸的觀念，認為腰椎前凸是腰椎動力鏈功能障礙的根源。然而，這種觀點是錯誤的。像約翰・度布賽教授這樣發起脊椎外科手術革命的醫學專家表示，這種錯誤觀念導致了對「解剖異端」的錯誤結論。實際上，天生腰椎過直的人屬於所謂的「姿勢症候群」患者，因此我們應該記住下背部的自然生理曲線是必要的！我們不應該強迫它變成直線。重要的是，我們只需要強化這個生理曲線，維持它在演化中形成的功能：既是彈簧避震也是能量的傳遞帶，確保背部健康和自由活動。

這正是孟式地板律動中數百個動作的訓練目的所在：不是為了消除下背部的曲線，也不是使骨盆向前傾或後傾以變直曲線，更不是假裝有力量而實際上造成閉鎖和代償。孟式地板律動的訓練加強了腰椎動力鏈周圍的整個肌肉環境，創造了一種彈性保護衣，緊密包裹著腰椎的前凸或過度前凸。然而，這種加強訓練必須與胸部和頸部的動力鏈互動進行，否則僅依賴腰部的力量會引發問題。因此，

孟式地板律動的訓練沒有靜態的動作，而是通過動態律動的方式，不斷重複讓關節和肌肉相互作用，達到訓練的效果。

孟式地板律動的動作確實非常多樣化，並強調「多方向」的訓練。這種多樣化的動作模式對於脊椎和整體平衡的發展非常重要，使其更強壯、更靈活，並能夠適應各種不同的運動模式。

作為一名教師和研究人員，我必須為各種不同類型的身體提供解決方案，因此孟式地板律動提供了多種難易度區別的三維面和多方向動作。在這本書中，我為你挑選了一些精華的動作序列，同時還有數百種練習動作供你選擇，這些動作根據難度等級劃分，每個動作都具有獨特性和創造性，這樣的訓練方法可以幫助你更好地發展身體的平衡和運動技術。

活化交叉肌鏈

孟式地板律動通過鍛鍊脊椎來刺激並活化周圍的肌肉群。背部由深層和表層肌肉組成，這些肌肉相互重疊並形成所謂的「交叉肌鏈」。通過定期進行孟式地板律動訓練，脊椎的靈活性和穩固性可以提高並持久。即使在放假期間停止訓練，之前所累積的效果仍然會持續存在。

球形運動（三維運動）可以活化交叉肌鏈，這些肌肉也被稱為「姿勢肌肉」，支撐我們行走、跑步、上樓梯、跳舞等活動。姿勢肌肉消耗能量較少，但在受到刺激時能夠快速反應。它們具有強大的力量，並且能夠長期保持肌肉張力，相對於垂直（直線）肌肉鏈更具優勢。

相比之下，垂直肌肉鏈卻相對表層：它們消耗大量能量，在短時間內容易疲勞，需要數月甚至數年的密集訓練才能獲得滿意的肌肉線條。例如，你可能已經注意到，在停止重訓後，經過訓練增大的肌肉容易迅速消失。這是因為垂直肌肉的體積增大是通過肌肉的軸向排列，而非真正的張力增加。相比之下，通過增強交叉肌肉的彈性張力可以獲得相反的效果。這種彈性張力對於健康和運動技術表現非常重要，因為它是持久的，並且被運動員和專業舞者所追求。孟式地板律動的練習者描述這種感覺如「彈性束帶」或「隱形束腰」，或者形容感覺脊椎被雙

手支撐和保護著。

　　在這本書的練習中，你將體驗到交叉肌鏈運作的美妙感覺，這些肌肉是非自願控制的，只有在螺旋運動下才能發揮作用。這些交叉肌鏈或肌肉張力需要被強化和拉伸，然而，在傳統的練習方法中卻經常被忽視，因為大多數訓練只專注於表層肌肉（即運動肌肉），並且對於肌肉張力的感知可能不像在孟式地板律動訓練中那樣強烈。

　　在進行孟式地板律動時，只需要進行一至三次練習，你就會明顯感受到肌肉表層的放鬆，並且幾乎可以意識到肌肉的存在。然而，請不要誤解：當你第一次明顯感受到肌肉放鬆的效果時，實際上代表的是深層肌肉的強化，這是非常有益的。

　　讓我們再次複習一下：孟式地板律動透過螺旋運動啟動交叉肌鏈肌肉群的收縮，同時放鬆表層肌肉。因此，許多人（包括運動員和明星舞者）說他們發現了「新的肌肉」存在的感覺。這種深層肌肉和表層肌肉之間的交互抑制的巧妙原理，對於健康和運動技術的表現產生了重要影響。這進一步顯示了人體是一門艱深複雜的工藝，其中各個肌肉群之間的相互作用是非常精細而重要的。

　　在進行一小時的孟式地板律動後，人們經常描述他們體驗到意想不到的、超凡的放鬆感，同時也感覺自己輕飄飄的，身心覺察於當下。當他們提到這些感受

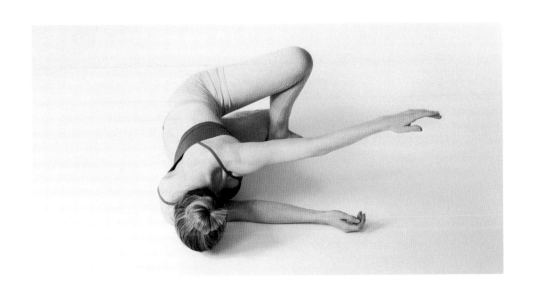

時，我會解釋這種表層放鬆是由於深層肌肉產生張力所引起。這種現象在神經肌肉學中被稱爲交互抑制反應，是孟式地板律動的一個特點。

什麼是肌肉鏈？

　　肌肉從不單獨運作，它們與其他具有相同運動參數（即主動肌／作用肌）或相反運動參數（即拮抗肌）的肌肉合作，形成肌肉鏈，使我們能夠進行運動。肌肉鏈之間的相互作用對於維持脊椎的穩定至關重要。如果沒有這些肌肉鏈的協同作用，我們將無法移動、行走或轉身。需要注意的是，所有的肌肉鏈都與橫膈膜相連，橫膈膜是維持身體姿勢穩定和身體運動的關鍵。物理治療師和整脊師利奧波德·布斯奎特將這個原理加以系統化，並強調了它在姿勢、平衡和運動中的重要性。他區分了四種類型的肌肉鏈：兩條直線鏈，其路徑是垂直和中央的，以及兩條交叉鏈，其斜線路徑是從髂嵴（翼）到對向的肩膀。這些肌肉鏈的協同運作對於身體的正常功能至關重要。

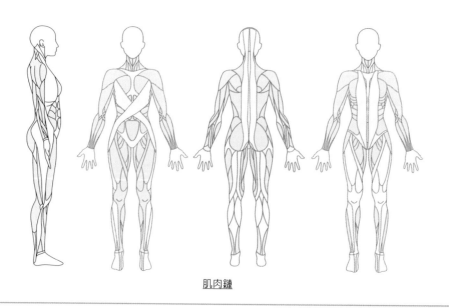

肌肉鏈

訓練背部脊柱肌肉

　　腰椎的穩定性——腰椎可以承受身體所能負荷的最大重量——主要仰賴四組脊柱肌肉：兩組腰肌（腰大肌和腰小肌）和兩組背肌（背闊肌與多裂肌）。孟式地板律動即是為了鍛鍊這四組脊柱肌肉而設計的訓練。

腰肌

　　腰大肌也稱大腰肌，能將上半身和下半身連接起來。它是唯一連接上半身與下半身，也就是胸腔和骨盆之間的肌肉。始於胸椎第十二節，向下延伸至腰椎第五節，直至大腿間股骨頂端。腰大肌可以從內向外，由後往前發揮槓桿的力量。而腰小肌是輔助性髖部屈肌，主要作用是將腰大肌固定在骨骼結構上。腰大肌和腰小肌一起產生協同作用非常重要，可以使人站立時保持穩定的狀態，腰大肌和腰小肌是骨盆的槓桿，像是人體的力學構造設計，同時在骨架結構平衡和關節活

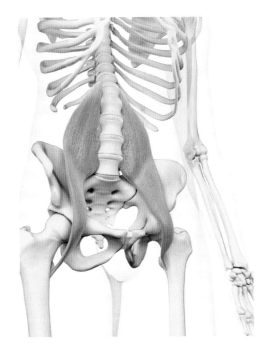

腰大肌

動扮演重要角色。

　　腰肌不僅對我們的身體健康至關重要，也對心理健康發揮核心作用。事實上，腰肌以作爲我們各種情緒的發源地而著稱（因爲腰肌是唯一連接身體上半身及下半身、內在的天與地的肌肉，堪稱我們生命的中心！），也被稱爲「靈魂的肌肉」，對情緒壓力，尤其是恐懼和焦慮，反應激烈。腰肌需要時常伸展和排毒，以紓解長久累積的壓力。如果過著比較靜態的生活方式（例如：上班族長時間坐在電腦前工作，或者總是重複相同姿勢的動作，反覆勞損）抑或身體沒有充分伸展，腰肌會變僵硬，並可能導致髖部和骨盆周圍產生瀰漫性疼痛感，甚至發炎、閃到腰……相反的，當腰肌得以伸展和放鬆，身體會更柔軟、更靈活，身心就會覺察於當下。

　　腰肌是深層難以觸及的肌肉，不過孟式地板律動藉著多方向的收縮與延展動作（換句話說是「不假思索」地做）就能深層舒展腰肌。其原理是由於胸腔和骨盆之間不斷的旋轉／反轉運作，血液循環帶動活化腰肌的肌肉鏈而成。孟式地板律動在身體和心理健康的效果令人信服：練習者經常把此法比喻爲一種「動態冥想」或「動態靜心」，認爲能「提振精氣神」，甚至「清理年代久遠的心理創傷」，或是一種「催眠形式」。上述成果肯定是腰肌和橫膈膜極度放鬆使然，況且腰肌和橫膈膜都位在相同的脊椎動力鏈上（參見第44頁橫膈膜）。

我的大腦和肌肉間的連結變得更明顯

我感受身體內在有一股漂浮感，也重新找回那種已經很久沒有感受到的肌肉張力。這似乎將我的大腦和肌肉間的連結變得更明顯，好像身體各部位的能量流動更靈活敏捷。去年一整年，我嘗試不同的身體實踐課程，所以對於自己體內腦脊髓液的運作非常敏感。而孟式地板律動讓我以更具體且真實的方式感受身體的覺知。花點時間仰躺在地板，沉浸在自身的小宇宙中，是一種享受。我把它當作一場引導式的冥想體驗！　　　——查理·普林斯（職業舞者）

既輕柔又深刻

最讓我印象深刻的，是孟式地板律動對心靈的影響。我彷彿穿越到精神層面，被一股巨大溫柔的能量包圍著，我渴望律動時的放鬆舒坦同時又感到活躍清醒，這種感受既輕柔又深刻。　　　——英格麗·舒曼

遠離世俗紛擾，專注內在自我

我在練習中真的有漂浮在水面的感受，就是這股與身心重新連結的親密感，深深吸引了我。孟式地板律動就是所謂的遠離世俗紛擾，專注內在自我。我感覺很舒服、平靜且安詳，所有負面情緒頓時煙消雲散。

——貝爾納·拉薩斯

更加有自信

開始做孟式地板律動後，我感受自己內在的轉變，自我覺察更敏銳，更加有自信。

——貝連·因迪拉·貝瑞拉

見證

接地氣有活力

這是很神奇的經驗，我感覺到自己像接地氣般的向下扎根，同時既興奮又有活力。此刻，我深深感受到平靜。

——賽特·芭雅爾

我的腦內啡在體內流竄

太不可思議了！現在我的腦內啡在體內流竄著，孟式地板律動讓我恢復了活力，核心充滿生命力，我感覺脖子完全自在舒暢！

——黛寶拉·溫格特·哈金

自我覺察更多了，像是「超連結」

身為糖尿病患者，晚上我的小腿經常感到疼痛。孟式地板律動真神奇！這麼多年來，是我第一次可以毫無痛苦地入睡。今天早上，我的小腿不痛，頭部血液循環也開始改善，這真的令人難以置信。還有，我不知道怎麼形容，我的自我覺察更多了，像是超連結。

——赫孟特

這些練習賦予我新的生命

亞歷山大，我衷心感謝你的幫助！今天在劇院的彩排中，我經歷了極為充實和緊張的一天，連續扮演了三個不同的角色。結果，我的背部完全卡住，無法動彈。在第二幕開始前，我決定在後台躺平，進行了幾個你教授的孟式地板動作。儘管只有短暫的時間，但這些動作給了我意想不到的活力，讓我重新獲得生命力！我希望你知道，這套脊椎鍛鍊方法既迅速又有效。謝謝你，亞歷山大！

——蒂提雅娜·瑪迪雅諾娃·席拉（加拿大芭蕾舞團舞者）

闊背肌和多裂肌

孟式地板律動的練習也有助於舒緩容易發生於許多人身上的「過度使用」背部肌肉問題。闊背肌是一種寬且表層的肌肉，它們只對平衡發揮中間作用（這些肌肉位於脊椎兩側，在皮膚下清晰可見）。由於其顯眼的位置，闊背肌在健身俱樂部中受到廣泛關注，許多健身器材都針對軀幹的垂直和水平訓練模式來鍛鍊闊背肌。然而，過度使用這些肌肉可能會導致交叉肌鏈和垂直肌鏈之間的不平衡（需要提醒的是，交叉肌鏈是非自主控制的，需要特定的策略，即螺旋運動。相比之下，表面的垂直肌肉是自主控制的，例如，只需有意識地收縮腹部，表面的腹肌就會做出反應）。

這就是為什麼孟式地板律動中的旋轉／反旋轉在提升平衡和肌力方面非常有效，因為這些運動涉及主動肌和拮抗肌之間的相互作用。垂直肌肉常常會被過度使用和過度消耗（因為我們可以主動收縮）。因此，重新分配表面肌肉的力量至闊背肌等交叉肌肉非常重要，否則會導致交叉肌肉的虛弱和力量不均衡，最終導致背部疼痛。

你是否想過為什麼那麼多人，尤其運動員和舞者們，早晨醒來經常感到背部不適？這是因為他們通常只專注於表面肌肉的單一訓練，而忽略了交叉肌肉的發展。這樣的訓練方式長期下來只會對身體造成傷害，並導致肌力的不均衡。

然而，如果我們能夠建立交叉肌肉和垂直肌肉之間的協調，肌力就能在內外間流動。身體在這種協同作用下能夠發揮所有面向的潛能，達到最大的阻抗力表現。因此，孟式地板律動透過旋轉／反旋轉運動的訓練，促使肌肉間的協調性得以建立，從而達到更平衡和有效的肌力運用。

多裂肌是位於深層的肌肉，纏繞在每塊椎骨周圍，形成非常細密的網絡系統，並支撐整個背部。儘管範圍狹長，但多裂肌卻是人體中最強大的肌肉之一。它在身體的平衡和動作中扮演著關鍵角色，對我們的行走至關重要。多裂肌在矢狀面平衡3中扮演著重要的角色，矢狀平衡是指身體在前後方向上的平衡。

當腰部出現疼痛時，多裂肌容易流失肌力並且肌耐力變弱，恢復正常狀態也

---

3 請注意，矢狀面是體積術語，也被稱為第三個維度或「輪平面」。

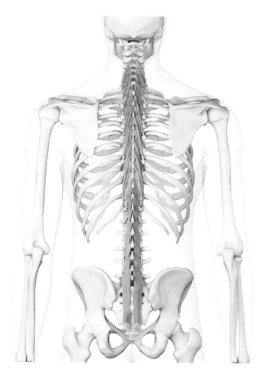

多裂肌

變得困難，這增加了慢性腰痛的風險[4]。因此，定期鍛鍊多裂肌非常重要。

　　在孟式地板律動中，多裂肌可以透過極慢螺旋動作的刺激進行持續訓練。這種動作以球形的作用力和反作用力方式傳輸，對多裂肌提供刺激和訓練。事實上，孟式地板律動的球形運動非常適合鍛鍊脊椎和多裂肌。特別是越緩慢執行動作，效果越強大，能夠加速形成新的肌肉網絡並建立有肌理的結構。然而，請不要誤解，緩慢的動作並不意味著你是柔軟無力的。事實上，慢速動作能夠產生更大的肌肉阻力，這是動態螺旋本質所決定的。

　　我常常告訴學生：「要以如此緩慢的速度控制動作，可不是向聖靈許願得來，而是靠肌肉的努力工作而來。」因此，我將其稱爲「動態緩慢」的策略。緩慢執行動作並不代表懶散或無精打采，而是通過幾組練習後能感受到身體自動產

4　J. A. Hides, C. A. Richardson 和 G. A. Jull 在 1996 年發表在 Spine 雜誌上的一篇研究論文，「多裂肌並不會在急性或首次發作的下背痛症狀緩解後，自動恢復健康」。

生的張力，就像海綿一樣。爲什麼說是海綿一樣的張力呢？因爲身體同時具有結實度和彈性，這樣才能達到最佳效果。

透過練習本書中爲你選擇的孟式地板律動，你將會驚喜地發現肌力和柔軟度的增加是顯著而迅速的，因爲這些效果是透過反射方式而不是線性、蠻力拉扯肌肉而達到的。儘管我舉的例子可能讓學生發笑，但這是事實。脊椎只需要你給予它所需要和必要的訓練，它會立即告訴你：「嗯～這正是我需要的，我還需要更多！」因爲極緩慢的動作能夠阻斷傷害感受器（疼痛感受器）的傳遞，這也解釋了爲什麼那麼多患有慢性疼痛的人在他們的第一堂孟式地板律動課程中沒感到任何疼痛，有時甚至只需一次練習，他們的慢性疼痛會減輕或最終完全消失。這並不是神奇，而是單純的功能性效應。儘管效果非凡，但背後的原因非常平凡。這些人感謝孟式地板律動，但實際上，他們應該感謝多裂肌。

爲什麼多裂肌在大多數身體教學中總是被漠視、被忽略？其中一個可能的原因是，多裂肌是位於人體最深層、微小且觸摸不到的肌肉。由於這些特性，多裂肌往往不容易被察覺到或直接感受到，因此在身體教學中容易被忽略。

孟式工作坊的座右銘是「SLOWN DOWN, STEP UP」，意思是放慢速度，增加成效（慢工出細活）。這句座右銘強調了放慢動作的重要性。

儘管多裂肌在大多數身體教學中可能被漠視，但一些學生在社交媒體上分享了他們的見證，描述他們在參與孟式地板律動的鍛鍊後，對生活和身體概念所產生的巨大轉變和影響。

來自歐洲、美國、加拿大和亞洲的學生，他們彼此不相識，也沒有事先套招，這些人有一個共同點：每週見證了孟式地板律動對筋膜、腰大肌、橫膈膜、多裂肌和中樞神經系統的正面反應。運動員表示他們的本體感覺增進，在身體張力和彈性方面獲得增益，舞者也發現：現在只需輕鬆使用最小的肌力即可保持單腳平衡。然而，少數芭蕾舞團的藝術總監仍然對這類身體訓練抱持懷疑的態度，認爲在如此短的時間內很難產生如此大的效益。這些有影響力的人共同之處在於他們從未體驗過孟式地板律動。

事實上，孟式地板律動的練習者證實了這種訓練的效果，透過針對筋膜、多裂肌、橫膈膜和腰肌進行鍛鍊，他們緩解或治癒了背部疼痛，停止了服用或注射

止痛藥，甚至避免了手術的需要。

　　這一切歸功於對身體有益的螺旋華爾滋圓舞曲，它的三拍子和螺旋運動有著相似的原理和效果。

見證

一個改善健康的絕佳方法

我教授療癒瑜伽已經超過十年了，我對所有能幫助人們釋放身體疼痛與放鬆僵硬的方法非常感興趣。我對孟式地板律動充滿熱情：做練習的時候，我感覺自己一直往深層的肌肉和難以進入的結締組織裡探索。我重返心靈深度平靜的狀態。毫無疑問，這是一個改善健康的絕佳方法。

—— 凱蒂蘭・吐溫（瑜伽老師）

令人震撼，提高了靈活度

我增加了舞動時的活動範圍和靈活度，這一切來得非常快，令人震撼！我感到自己更加自由，甚至感覺到髖部被濕棉花包裹著。這些動態螺旋運動幫助我們去除了表面的僵硬，讓內在的力量感覺更有張力。

—— 米卡爾・康特（法國比亞里茲馬蘭丹芭蕾舞團獨舞者）

我的身體說：我需要這個

經過四十年的高強度古典舞蹈訓練，孟式地板律動對我而言，是名副其實的大發現。幾年前，我的身體付出慘痛的代價：兩個椎間盤凸出和胸椎和腰椎凸出。我嘗試了各種練習，近來由於疼痛和微不足道的改善，我已經無法再繼續練習了。但是，在第一次孟式地板練習時，我的身體就知道了，它說「我想做這個，我需要它」。這是多大的改變啊！現在我的動作更加自由奔放，這是我很久以來沒有感受到的感覺。由衷地感謝！

—— 黛寶拉・吉斯莫迪（米蘭斯卡拉歌劇院芭蕾舞團獨舞者）

一開始就擁有極大的自由

第一次孟式地板律動在動作上給我極大的自由，以至一個我幾個月無法完成的動作，終於能夠在早晨的舞蹈課完成，甚至我也能做出大跳躍了！太感謝了！

——艾曼紐拉・蒙塔娜利（米蘭斯卡拉芭蕾舞團獨舞者）

放鬆那些我從未意識到的肌肉

孟式地板律動改變了我的生活。在與偉大的編舞家馬茲・艾克合作了25年後，我的身體各處都有疼痛，但在做了幾次練習後，我感覺好極了，甚至能夠放鬆那些我從未意識到的肌肉。感謝！

——彭貝亞・桑多羅（曾與瑞典傳奇編舞家馬茲・艾克共事的舞者）

直接連結身心靈

一位高爾夫球員的身體素質是保持穩定的軀幹，也就是需要充滿力道和柔軟度的身體條件，才能擊出完美的揮杆。孟式地板律動剛好一舉兩得，這種動態收束肌肉的律動具有集中注意力的引導效果，真是令人驚訝，它直接將我們的身心靈連結起來。

——約翰・伊夫

重新發現了我的中心

藉著律動，幫我放鬆長時間因為創傷而僵硬的肌肉，感覺既平靜又振奮。我重新找到自己的中心！無論我是蹲下、彎曲、傾斜、屈身還是觸摸腳趾，都沒有疼痛了。經過兩週的訓練後，今天我看著鏡子中的自己，發現我的身體變得更緊實和協調。

——柯瑞・傑格

放鬆橫膈膜

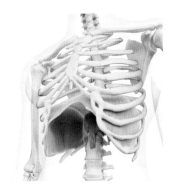

橫膈膜

橫膈膜的放鬆，在身體中扮演著重要的角色。橫膈膜像一個打開的降落傘，覆蓋著消化器官，同時也是分隔胸腔和腹腔的肌肉。它不僅是具有彈性和黏彈性的牆壁，還是呼吸系統的啓動器。當我們完全呼吸時，橫膈膜會在吸氣時下降，在吐氣時上升。這種自然而持續的運動爲內臟器官（如肝臟、腸子、胰臟、腎臟、脾臟等）提供了按摩的效果，同時促進良好的血液循環，供應氧氣，從而保持背部的健康。

事實上，橫膈膜附著在第12胸椎，即D12（就像腰大肌一樣！），還連接到下背部。因此，背部疼痛可能會影響我們的呼吸方式。相反地，當我們能夠有效放鬆橫膈膜時，可以減少或消除背部疼痛。如果橫膈膜肌肉經常處於過度收縮或繃緊狀態，除了可能引起慢性腰痛外，還可能導致消化系統、呼吸系統和心臟方面的問題。此外，橫膈膜在情緒管理方面也扮演著重要的角色。

孟式地板律動練習持續地活化了與脊椎動力鏈相連的橫膈膜。從練習的開始到結束，所做的旋轉和反轉動作都在按摩橫膈膜。練習者在課後常常描述他們感到如釋重負，好像剛剛擺脫了背部的沉重負荷，可以深深地呼吸。然而，在練習時孟式工作坊認證的教練從不要求學生如何呼吸或何時呼吸。我們跟隨本能反射性的邏輯來呼吸！孟式地板律動教練經常觀察到學生在練習過程中會明顯地進行吐氣，將腹腔內的空氣清空，接著進行所謂的橫膈膜呼吸／腹式呼吸（深度呼吸的氣息聲）。這再次強調，我們不是直接解決問題，而是採用針對肌肉鏈的訓練策略，其中橫膈膜是呼吸肌肉的一部分（橫膈膜、腰大肌和內收肌形成一條鏈），這樣可以產生更快、更持久的效果。這並非巫術，而是基於常識，它重新活化了掌控呼吸協同作用的肌肉系統中的自律神經系統。當我們學會如何進行深呼吸時，將明顯感受到壓力狀態和睡眠品質的改變。一些學派將所有肌肉鏈與橫膈膜相連，即認爲一部分的運動會率動整個身體，所以橫膈膜在維持穩定姿勢和活動過程中扮演著重要的角色。

非凡的橫膈膜開啟

我感受到在肩胛和橫膈膜區域的舒展，這是我只有在參加筋膜治療研習和冥想孟式地板律動時才有過的感覺。現在，我發現我的姿勢在一次孟式地板律動中就已經被修正了！

——桑德琳‧安布斯特馬列（物理治療按摩師）

一種充實感

一個美好的發現，一種身體充實的舒適感，一抹內在滿足的微笑，謝謝。

——安瑪莉‧波拉斯（法國蒙佩利耶EPSE舞蹈學院主任）

自我調節

孟式地板律動有趣的地方在於呼吸的自我調節方式，讓我有全身都在打哈欠的感覺。

——伊莎貝爾

深層肌肉產生熱力

我在臉書上發現了孟式地板律動。出於好奇，我想嘗試看看它是否對我的關節有益。在第一次練習後，我感受到一股溫暖的能量瀰漫全身，令人驚訝的是，我竟然沒有汗流浹背。每次上課，我都會感受到深層肌肉產生熱力。這也是一種放鬆，一種內心的冥想，幫助我忘卻一整個星期的壓力。課程結束後，我感到放鬆，同時更有活力，我迫不及待地想再練習，因為緩慢的旋轉和伸展真的讓我感覺好極了。

——羅蘭‧瓦雄

通體舒暢

我感覺通體舒暢，我一定要教我的一位帕金森氏病患做這些動作，相信這種從身體內部開始的按摩方式，一定會對他非常有幫助。 ——歐利‧安馬內

呼吸和聲音的最佳狀態

我是一名女演員和戲劇老師。孟式地板律動讓我不論是在生理、心理、呼吸功能和聲音表現上，都非常有用，帶給我個人在專業度上巨大的提升，這是我從未有過的狀態，對我來說，它已是一種重要和基本的身體律動法。

——阿加特·戴爾蒙

連鎖反應

在練習的過程中，我的脊椎、胸部和骨盆發出了許多小聲響，這種聲響伴隨著身體的運動，讓我感到身心平靜，非常療癒。特別是當我開始進行球形動作時，身體立即起了連鎖反應，促使整個上半身得以放鬆和開放，讓我感到更加通暢和輕盈。

——盧卡斯·利巴

真正感受你的感受

這正是我所追求的，也是我身體所需要的，孟式地板律動讓我真正感受到活在當下，放下束縛。這只是我的第一次練習，但我感覺胸腔和橫膈膜都解放了。

——包柏斯特

找回本體感覺

我已到知命之年了。孟式地板律動解開了我長期以來的緊繃感，一開始的確像個震撼彈一樣，甚至讓我連續四天感到噁心和不適。然而，現在我正在經歷著身體的正向轉變，重新找回了本體感覺。我由衷地感謝孟式地板律動帶給我的改變。

——芭芭拉

腹肌怎麼鍛鍊？

　　孟式地板律動的動態螺旋練習，能促使腹部肌肉收縮和放鬆交替進行。這種肺部運動是孟式地板律動的其中一環。就像填充和擠壓海綿的動作，利用「開與關」的策略，肌肉因此得到洗滌，然後重新充滿，再停止，再啟動……因此，肌肉鏈增加了緊實度和彈性，也就是說肌肉變得更結實與更柔韌。我常常開玩笑地跟學生打個比方：「螺旋律動就好比雙效合一的洗髮精，同時產生軟化和強化的效果。」在孟式地板律動中，不偏袒訓練肌肉的柔軟性或緊實度，因為這兩種訓練在地板律動的原則下，本就可同步產生。對於被痠痛不適折磨的人或希望提高運動表現的專業人士來說，這顯然是一種超級省時的方式。

　　孟式地板律動會在全球如此成功的吸引各種族群，那是因為我們身處在一個快速發展，並尋求快速解決方案的世界。但孟式地板律動相信「更慢」意味著「更好」，於是有些人在這個瘋狂追求快速的時代仍樂於反其道而行。

　　如果你想要塑造「線條緊實的腹肌」，可以在孟式地板律動中找到這種效果。但如果你想要的是增加「肌肉量」，那就要靠健身重量訓練（然而我們知道一旦停止舉啞鈴，肌肉量便會減少）。兩者間並無孰優孰劣之分，而完全和個人期望達成的目標有關。

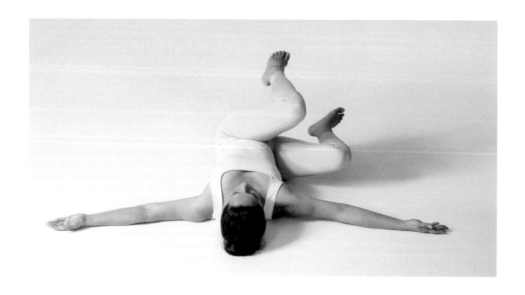

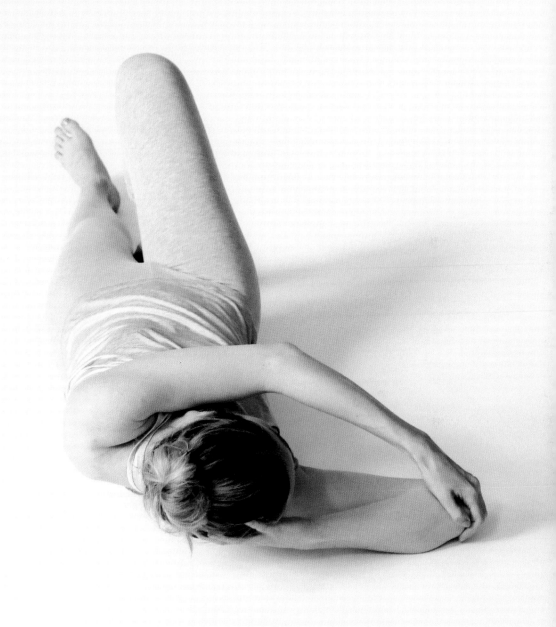

第三章

筋膜的運作

　　孟式地板律動的第二目標是針對筋膜的運作。這個存在於身體的組織，長期以來一直被忽視甚至無視。曾經有段時間（甚至最近），就像在法國的整脊師專業技能得到認可之前，筋膜治療師被稱為江湖郎中。如今，科學界已推翻這種概念，筋膜治療師引起了科學家、醫生、健康保健專業人士和運動員越來越多的關注，他們應該受人敬仰！目前關於筋膜療癒已是顯學。對筋膜的發現可能改變我們對身體狀況的理解，和追求健康優化的方法。這些結締組織的再生能力如此之強，以至於癌症研究也轉向對筋膜的探索。

　　自90年代末以來，科學研究越來越關注筋膜，特別是從2007年首屆國際筋膜研討會以來，更加受到重視。我們現在知道筋膜在人類的生理和心理平衡中扮演核心的角色。根據在媒體上廣泛傳播的一篇出自權威的《自然》期刊的文章，筋膜被視為一個完整的器官，可能是人類的第80個器官[5]

　　孟式地板律動的球形和反球形動作可以在肌肉間按摩筋膜。大家都知道，運動和按摩是讓筋膜保持健康、避免磨損，以及抵抗衰老的必備良方。而孟式地板律動就是同時進行運動和按摩，讓筋膜具有非凡的再生能力，得以自行產生膠原蛋白和彈性蛋白，這些都是青春活力的蛋白質。按摩師或筋膜治療師的手法是用雙手以圓圈、彎曲或螺旋等方式順著身體的曲線按摩。孟式地板律動也在做同樣的事情，在頭顱、胸腔和骨盆底部，與呼吸、運動和姿勢控制有關的三大空間區域幫身體進行曲線按摩。

---

5 P.C. Benias等人在2018年的Nature雜誌《人體組織中一種未被認證的間質的結構與分布》中發表的文章

什麼是筋膜？

筋膜是一種結締組織，包覆並連接著身體的各個部分：肌肉、肌肉內部、神經、骨骼、韌帶、肌腱、血管、動脈、脊髓……筋膜這個詞源於拉丁文，意思是繃帶、連結，但它不僅僅是一種簡單的繃帶或包覆組織。長期以來，人們認為筋膜只是一種沒有實際功能的結構。實際上，它們滲透到每個結構的內部，甚至到細胞層次。我們的整個身體都浸泡在筋膜的海洋中。如果沒有筋膜系統，身體就像一只裝滿靜態物體的軟襪子。而且，筋膜和肌肉一樣可以收縮，它們的感覺神經甚至遠遠超過肌肉。這意味著筋膜中的感受器比肌肉中的多更多，因此，筋膜系統在我們的本體感知、身體意識和人與人之間的關係中扮演著重要的角色。得知這種新的對於筋膜神經支配優於肌肉的認識，顛覆了我們對人類身體的理解。21世紀正在覺醒，我們正在處於對自身理解和對健康保健及生命延續方式的革命過程。

如今，筋膜的官方定義如下：「筋膜由貫穿身體的柔軟結締組織組成，遍布人體，無所不在，相互滲透包圍所有器官、肌肉、骨骼和神經纖維的全身性支撐矩陣的三維結構。筋膜為身體系統提供了獨特的運作環境。這個定義的範圍擴展到了所有纖維性結締組織，包括腱膜、韌帶、肌腱、網狀組織，關節囊、血管和器官膜、腦膜、骨膜，以及肌筋膜的肌肉內部和肌肉間的纖維。」[6]

更廣泛地說，筋膜系統有時被描述為一個「可適應性的內部彈性骨架」[7]，被認為在我們身體的連續性及與各個部位之間的相互連結性扮演至關重要的角色。「這個系統與身體的其他主要系統整合，創造了一個使所有其他器官能夠順暢運作的環境。」[8]它參與所有重要的生命功能系統，包括呼吸、消化、循環、運動、神經活動、情緒以及認知等。沒有筋膜，就沒有生命的存在！

最近的研究甚至使科學家們開始思考，筋膜使器官彼此之間能夠相互溝通，就像一個規模龐大的獨立內部網絡。因此，用「結締組織」一詞非常適當！筋膜

---

6 國際筋膜研討大會。
7 C. Courraud，《筋膜：你健康的新關鍵器官》，Leduc.s éditions，2019年。
8 C. Dupuis，C. Courraud，《新聞質…或是老舊的筋膜？》，《整脊雜誌》，第38期，2018年9月 / 10月 / 11月。

的概念與中醫的經絡和針灸穴位的解剖學基礎類似，或者其他身心療法，例如情緒療癒拍打經絡穴位技巧（EFT）雷同。

　　筋膜也被描述為身體中分布最廣的「感覺器官」，擁有比皮膚或舌頭更多的感受器，與神經系統相互連接的組織[9]。正如之前所說，我們現在知道筋膜的感覺神經的分布對本體感知（身體在空間中的感知）和內部感知（我們的內在意識）發揮作用。當皮膚、肌肉和關節受到疼痛刺激時，身體會透過激發痛覺感受器來感受疼痛，這時感覺神經會集結並傳遞疼痛訊息到大腦中樞神經系統。這種防禦現象就像一個警報系統。換句話說，身為高度神經化的筋膜組織，在慢性疼痛中扮演著重要角色。齊格非・孟斯及其團隊已經證明了筋膜與壓力層面和慢性背痛之間有著密切關聯。[10]

　　孟斯教授證明了筋膜中存在疼痛感受器，並且數量明顯多於肌肉中的感受器。這是一個重大的發現，因為在此之前，人們認為在肌肉中存在較多疼痛感受器。還有其他研究表示，筋膜的拉伸具有鎮痛效果，可以放鬆肌肉組織並緩解疼痛。因此，孟式地板律動的「非凡」效果實際上是很平常的自然現象，而非商業營利的誇大用語！

　　接著，我想談談我研究孟式地板律動一路以來的背景。雖然世界在變化，但相對於科學家所教導的知識，這變化還不夠迅速。孟式地板律動的創造背景非常重要，因為這個背景也是你所處的背景。

　　儘管孟式地板律動獲得國家和國際機構的最高層級肯定，並被奧運選手和國際知名舞者應用。但法國仍然存在一定程度的保守主義，孟式地板律動練習者的見證延續了近二十年的時間，大約在筋膜的力量被科學證實之前的十年。由於這些研究是最近才出現的，我怎能怨恨那些曾經對我的研究產生懷疑並稱我為江湖郎中的法國官方機構決策者呢？

　　我對過去的事件沒有憤慨的情緒；相反地，在教學初期所面對的艱難困境，激勵我去尋求如何將我的研究成果廣宣流布。事實上，如果沒有那些懷疑者，這

9　同上。

10　J. Tesarz, U. Hoheisel, B. Wiedenh, S. Mense〈老鼠和人類胸腰筋膜感覺神經分布〉，《神經科學》（Neuroscience），2011年。

本書不可能問世。然而，在逆境面前，我始終堅持事實，聆聽直接受益於孟式地板律動的人，以及研究孟式地板律動的科學家們的意見與建議。任何發展研究機構在變得停滯，妨礙大眾廣泛地接觸創新事物之前，秉持一定限度的謹慎保守態度是一件好事。當然，所謂學院的使命就是保存，否則就被稱為觀測站，但某些學院忽略了自己也擔負著創新的使命。我再次重申，一些反對勢力給了我信念和能量，促使我在動作練習上不斷改進與創新，但這些勢力也迫使我離開我的國家，達到今天的成就。我描繪曲線藍圖，回應無根據的批評，我反思自己的研究，聚焦於筋膜，期望因此被理解……保守主義讓我心智更成熟，讓孟式地板律動更讓大眾接受，並對我的學生和我培訓的教練好處良多；但現在是將個人情感放在一邊，為集體設想的時候。二十年來，我接觸豐富多樣的人群，包括普通人、老年人、患病人群、舞者和運動員，這段時間的寶貴經驗與專業知識足以重新審視以前不成熟的觀點。這本書也以坦誠的態度講述一個背景故事，並且放下過去的情緒，讓必須理解的運動科學理論占有一席之地。且人事已非，我希望大家能以不同的角度來閱讀我的故事。

如何照顧筋膜？

關於筋膜的研究之所以引人入勝，其中一項重大原因是透過運動和按摩，使其具有再生能力，而這正是孟式地板律動的核心原則之一。筋膜的組織結構類似透明的薄膜或凝膠，具有黏稠性、含水分、質感濕潤滑溜的特點。它們主要由水（水分占人體筋膜和肌肉重量的60％）、膠原蛋白（一種非常堅韌的蛋白質）、彈性蛋白（另一種既堅固又有彈性的蛋白質，可以被拉伸回彈恢復原狀）以及蛋白聚醣（一種複雜的蛋白質和碳水化合物組合物，像海綿一樣維持筋膜中的水分，使其保持柔軟和水合）組成。這種獨特的組成解釋了為什麼筋膜對身體整體外觀有著很大的影響。

筋膜具有自我生成和維持與青春有關的蛋白質的能力，這些蛋白質與年輕的外表密切相關。事實上，筋膜賦予外表即時的年輕活力，同時對抗內部系統的磨損和老化。我無法確切告訴你有多少學生在參加第一堂孟式地板律動課程後回

到家，他們的家人驚訝地問道：「你的氣色看起來好極了，你用了什麼面霜？」為了讓我的學生重視筋膜的力量，並輕鬆對待美容產品的商業手法，有時我以一種戲謔的口吻告訴他們：「你們都在想，『天哪，這個人看起來不像50歲，對吧？』我的美容祕方就叫做孟式地板律動，你們也可以擁有永恆的青春，而維持青春的祕密就在你們的筋膜裡。」當然，我們帶著會心的微笑，羨慕那些練習孟式地板律動的舞者所展現出的完美肌肉線條和彈性，或者當我受傷時，我的肌肉纖維會以令整脊師驚訝的速度再生。如果我早就擁有現在所知道的一切，毫無疑問，我的舞蹈生涯會更長久！或許我就不會創建孟式地板律動和孟式芭蕾了。因此，我將我的餘生奉獻給具修復和療癒效果的運動，並與他人分享我的經驗。在我內心深處，有著一個激昂的夢想，支撐著我所有的努力和我在個人休閒時間上所做的犧牲：我希望世界各地所有的舞蹈學生都能避免像我在藝術生涯中經歷的運動傷害和疼痛；同時，我也希望他們在職業舞者的道路上隨身攜帶這個改變我人生的天然藥箱。

總結地說：如果我們善待筋膜，以極緩慢的螺旋運動來保持它們的彈性和強韌度，筋膜就會對我們的身體和心靈發揮支撐與保護的作用。否則，筋膜特別容易沾黏，當它們黏成一團，不再順暢滑動，無法發揮功能，隨後會變得僵硬、收縮、乾涸、增厚，進而造成磨損、疼痛和老化。

什麼會干擾筋膜的功能？

有很多因素導致這種情況的發生。身體的撞擊，心理的創傷、長時間久坐或固定做重複的二維身體運動，都可能使筋膜變得更加僵硬縮短或定型。情感上的震撼和壓力也可能產生過多的攣縮和緊繃，長期下來這會干擾整個筋膜系統的運作，使其失去了可塑性和彈性，造成疼痛和發炎。因此，身體就會「硬化」，就像浴缸不定期清洗，會積聚水垢，最後無法順利打開水龍頭放水。

筋膜不僅與已知的疾病如足底筋膜炎（足底筋膜的拉伸或斷裂引起的足部損傷）相關，還可能涉及各種身體不適和病症，特別是無法解釋的疼痛（如纖維肌痛症）、慢性疾病和內臟功能問題等。筋膜的沾黏也可能影響感覺和情感領域，

對自己、他人和世界的感知，以及認知功能產生影響，最終導致一種難以解釋的不適感。最近的研究發現，筋膜系統與內在感知（評估自身生理活動內部狀態的能力）密切相關，為研究疾病發生提供了新的途徑。因此，筋膜療法可以被視為身體和自我意識療法（身心覺察療法），旨在恢復身體與心理之間的互動，並將身體重新納入患者的意識和身體感知之中。這些方法將身體內部感知體驗置於療法的核心，利用感知和意識使患者恢復身心平衡。換句話說，這些方法將人的身心和諧視為一個完整的整體，將疾病視為整體中的缺乏。

我完全同意彼得·列文教授的研究成果，他開發了一套方法「身體經驗創傷療法」（Somatic Experiencing），並出版了強調創傷療癒的著作。他指出這個關鍵療癒力量超越文字言語，而是在於我們的身體和本能中，只有當我們意識到心理創傷深藏於我們的身體內（就我個人而言，我指的是心理創傷潛藏在筋膜中，也就是身體大腦），我們才能從創傷中痊癒，繼續邁向幸福人生。透過筋膜釋放，開發自我感知等方法，提供了新的途徑來治療焦慮、抑鬱、創傷後壓力症候群、疼痛……筋膜療癒是新的感知方式，為世人對於疾病的理解和治療方式帶來新的希望。例如，在癌症領域，筋膜拉伸可減輕纖維化和發炎症狀，目前的研究正探索有關針對筋膜來治療乃至治癒癌症的可能性（請參考美國佛蒙特大學教授海倫·朗之萬博士的相關研究[11]）。

筋膜與孟式地板律動

孟式地板律動的脊椎動態旋轉不僅僅是減輕脊椎壓力和增加脊椎彈性：透過減輕頸部、胸腔和骨盆周圍的環境壓力，打開筋膜感知，它們開始在彼此之間滑動，能夠幫助我們排除與代謝體內毒素。如果筋膜能夠滑動，無需任何外部干預，筋膜本身重新水合濕潤，幫助輸送養分。

你的身體就像一個智慧行動藥局，只需要給予身體所需的營養，就可以在沒有醫生處方的情況下激活纖維母細胞，釋放大量再生膠原蛋白。按摩和運動是對

11 H.M. Langevin等人於2016年發表的（"Connecting (T)issues: How Research in Fascia Biology Can Impact Integrative Oncology"）

抗筋膜沾黏的兩種策略，而孟式地板律動則讓你在體內同時進行運動和按摩，具有巨大的附加價值——以螺旋方式運動！脊椎螺旋運動通過在空間中多方向的作用力和反作用力，啟動筋膜、肌肉、骨骼、中樞神經系統、淋巴系統和內臟系統的功能，獲得多重好處，同時節省時間、能量和金錢！

　　孟式地板律動採用的神經肌肉方法與人體最深層次的本質相呼應。我們現在知道，引起疼痛的不是肌肉或關節本身，而是筋膜的硬化和失去滑動性。讓我以我自己的經歷來解釋這一點：我創造孟式地板律動的原因，是在過去的十五年中，我一直受慢性背痛的困擾。人們告訴我只有透過手術才能緩解痛苦。我的脊椎不僅有嚴重的椎間盤凸出，我還天生患有腰椎管狹窄，現在還被關節炎阻塞。二十年前，甚至最近，人們告訴我：我的脊椎看起來像一個80歲的人，他們從未見過這樣的情況。那麼為什麼在近20年的時間裡我沒有遭受嚴重的痛苦困擾？為什麼即使我拒絕手術，也沒有像人們預測的那樣出現嚴重後果，甚至殘疾？筋膜研究者和專家，如羅伯特‧史萊普和湯瑪士‧邁爾斯給出了解答：他們認為我們搞錯了，我們的背痛不是來自椎間盤凸出，而是來自椎間盤周圍筋膜的硬化。

　　孟式地板律動技術已經被法國和國際機構的最高層級證明[12]：具有舉足輕重的抗發炎效果。為什麼是抗發炎？很簡單：在火上澆水，火就會熄滅；相反地，如果將水倒在一塊乾涸和硬化的海綿上，水無法立即滲透。海綿的比喻如同你的肌肉，而孟式地板律動的練習運用不同強度和三維方式揉捏和舒展筋膜，擰乾海綿水分如同排出毒素，增加其多孔性以吸收養分，創造一個全新的肌肉環境。那些患有肌肉發炎、內臟發炎、消化問題、經痛或偏頭痛的練習者常常談論到「身體內部按摩」和「有水在肌肉中流動的感覺」，我非常喜歡這兩個詞語，它們幫助我更容易理解及更深入研究筋膜對人體的作用。

---

12 法國文化部、法國基金會和美國外交部，鑒於我的創新成果，授予一張永久居民綠卡，以表彰我的「非凡才華」。

見證

感受到筋膜的伸展！

　　當我看著孟式地板律動的照片和影片時，我心想這些柔和的動作看起來非常容易，應該對肌肉起不了作用，但實際上恰恰相反，它是非常激烈的訓練，透過這種技巧，我們能感受到肌肉的深度和筋膜的伸展，而且馬上就能感受到它帶來的好處，這真的太瘋狂了。

——喬治

我的睡眠很深沉

　　孟式地板律動對肌力養成的快速令我感到驚訝，它讓我精力充沛，消除疲勞，而且現在我的睡眠品質變得深沉，且恢復元氣，我也減少了服用安眠藥的次數。

——羅爾

疼痛消失

　　當我回到家時，由於我正在遭受嚴重的坐骨神經疼痛，我的腳無法接觸地面，於是我躺下來開始進行之前在孟式地板律動中學到的幾個練習。在重複幾次的連續動作之後，我的身體開始逐漸放鬆，疼痛感消失，讓我重新能夠站立起來。我對孟式地板律動及其創始人深表感激。

——香塔爾

見證

自我按摩

我意識到我在自我按摩，我感覺成為了自己的治療師。

——佛羅倫斯

感受到一股柔和的身心安定感

完全不擅長運動且已是花甲之年的我，全身到處都有疼痛，我感覺被困在自己的身體裡。但是從練習孟式地板律動開始，我就深深地感受到一股柔和的身心安定感。我想我找到了一個既可以提高靈活性、也可以增強肌力，並讓我的背部更加舒適的平衡點。

——彼得

動作洗滌我們

孟式地板律動是一份禮物，這句話並不言過其實。由於受傷的關係，我已經無法再跳舞了。在第一次練習後，我感受到一種宛如整脊治療的身體釋放感，儘管整脊療法效果有限，但在接下來的幾天裡，我的身心緊繃感再也沒出現。這些動作洗滌了累積在體內的緊張情緒，特別是像我這樣的職業傷害。而且，它的動作回歸到不傷害身體的本質，讓我們找到一條全新、簡單、正確的，即時引領我們通往身心健康的路徑。不得不說，孟式地板律動是一個前所未有的，可以讓我們找到活動自主性和自我獨立性的好方法。

——蘿拉

見證

我的生活改變了

多年來，我一直有嚴重的背部疼痛。在忽略了問題的嚴重性，和做了一些無用治療的幾個月後，我的腰部和下背部的椎間盤有凸出和滑脫現象。我拒絕接受任何化學治療。就在夏天來臨前，我開始接觸孟式地板律動，然後我的生活改變了。我的疼痛消失了，我終於開始感到身體恢復了健康。感謝亞歷山大・孟茨用他的技術給予我的這份禮物。

——艾曼諾・斯貝佐（加拿大蒙特婁爵士芭蕾舞團舞者）

強大的再生效果

平衡筋膜和肌肉鏈是我的SYNERGIE（一種結合中式經絡和西方解剖學的按摩方式）方法的主要支柱，為客戶找到保持身體最佳狀態的工具是我的首要任務。孟式地板律動具有平衡肌肉和筋膜的潛力，我非常確信它不僅僅局限在肌肉骨骼系統，透過脊椎，恢復循環，還可以對身體及內在所有系統產生強大的再生效果。

——瓦萊麗・張（針灸理療師）

張拉整體和孟式地板律動

張拉整體的概念一直與筋膜的概念息息相關。孟式地板律動中姿勢結構設計讓各關節之間產生空間，同時將關節系統、肌肉系統、中樞神經系統和內臟系統相互連接。由於透過螺旋動作將力量在身體上下、前後間傳遞，因此，骨骼永遠沒有壓迫關節的機會。這種力量傳遞稱為張拉整體，指一個結構透過均勻分布的力量來穩定自身的特性。

張拉整體（teusegrity）的概念——是由張力（tension）和整體（integrity）的混合字——出現在20世紀中期的雕塑、建築和工程的領域。自1970年代以來先是骨科外科醫生史蒂芬・萊文，隨後是細胞生物學家唐納德・英伯進行的研究，「生物張拉整體」一詞引起了廣泛的關注，幫助人類重新考慮生物機制，並可更深入地理解生命系統。

壓縮整體，是張力整體的對立面。多數的人造結構，如房屋和建築物即是壓縮整體的表現。它們的壓縮型式是從最高的磚塊到最低的磚塊，像一條不間斷的直線連到地面。直到最近，有些人仍以此觀點看身體結構，認為骨骼就是一堆骨頭，肌肉附在每根骨頭上移動。事實上，美國筋膜專家托馬斯・邁爾斯解釋過，骨骼與骨骼之間像連接桿，由筋膜彈性軟組織像彈性橡皮筋組合連接桿，共同維持一個結構排列，彼此由張力傳遞力量，調整結構。每當你將筋膜拉伸到一個維度時，每個維度的張力都會展開。氣球沒有這種特性，但人體有。

透過將動態運動和球形模式的結合（相對於頭部和脊椎放置在地面上的線性和被動運動），孟式地板律動透過不間斷的螺旋運動原理，以解剖槓桿力學將全身上下、前後的力量的平均傳送，自動產生了強大的張拉完整性。

我感覺不同了！

　　昨天，我上了第二堂孟式地板律動課程。我剛從一次長途旅行回來，全身僵硬，當我坐著或彎腰時，背部會疼痛。課程結束後，我感受到不僅在我的背部，還有全身從裡到外的巨大轉變。有些東西改變了，我感覺不一樣了。我的覺知、注意力、呼吸隨著每個動作而改變，使我的身體重新獲得活力。我的背部感覺再次自由了。我已經教授禪柔和皮拉提斯近二十年，我非常喜歡這兩項運動，但是孟式地板律動讓我回歸到運動的純粹本質（初心），沒有和其他身體實踐方式衝突。不分性別與年齡，所有人都應該嘗試這種方法，這是一種重新與自己連結的新方式。

—— 安娜・莫拉（阿姆斯特丹安娜莫拉工作室皮拉提斯教師＆主任）

第四章
孟式地板律動：
適用對象及自我修復效果

孟式地板律動不僅是一種強大的療癒方法，也對許多疾病有顯著緩解效果。它還有更多作用，藉著螺旋動作間的相互作用產生了一種極為有效的組織網絡，可以塑造新的肌理，增加其柔韌性和伸展性。

常見的觀點認為肌肉強健是活力的同義詞。然而，我們需要對這種觀念加以修正，因為過度緊張的肌肉會影響運動的協調性。這正是孟式地板律動的有效切入點：透過擴展和收縮的交替、向心和離心的收縮、動作和動作間的短暫停留，所有這些開和關的動作對脊椎及全身的肌肉系統產生海綿效果，將力量匯聚至中心，這也是美國人所稱的「核心」。

透過螺旋動作像擠壓海綿的策略，幫助清除肌肉纖維中的毒素，並順利的排出，從而創造了頂尖運動員們嚮往的肌肉緊實度。學生們常發自內心的描述：「我感覺像是走在彈性吸盤上」「我感覺自己很有彈性」「我的身體很有活力」或者「我感覺自己長高了十公分」。墨西哥國家芭蕾舞團的獨舞者羅貝多‧巴奎興高采烈地向我們以及目前對孟式方法感興趣的科學家們吐實：「經過兩個月，我感覺自己變高了，於是我重新量身高，果然多長高兩公分！」

背部疼痛

近二十年來，孟式地板律動對於解決背痛問題有著重大的影響力，甚至包括嚴重的椎間盤凸出或脊椎融合手術（一種使用金屬假體的脊椎手術）。孟式地板律動的球形運動同時具有幫助脊椎減壓、解開筋膜沾黏和增強交叉肌鏈的三種作用，不僅能消除疼痛，也一併消除疼痛的記憶。此外，這也引發了另一個主題：

孟式地板律動對於「大腦可塑性」的影響。這個問題讓我非常感興趣，它很可能成為我另一本書籍主題，但前提是必須有科學研究來探討「神經可塑性」。背痛是世紀文明病，在法國、美國等多個國家被宣布為國家議題。關於這一點，我有一個美妙的故事與大家分享。這個故事深深地感動了我，不僅因為它觸動人心，也不單只是因為它與我的心路歷程相呼應，更重要的是因為它讓我們知道：筋膜的力量是每個人都可以擁有的能力。

自從六十多歲的安涅絲‧哈瑪索接受我在十四年前培訓的第一位教練安娜伊絲‧樂荷的第一堂孟式地板律動課程以來，安涅絲的生活完全改變了。在一堂探索課程中，平躺在地的姿勢一直讓安涅絲感到不適。突然在課堂中，她坐了起來。激動的她無法抑制地向安娜伊絲和其他參與者表達內心深處正在發生的事情……一種明顯的脊椎解壓感似乎將她的整個脊椎重新排列（我猜想一堆沾黏的筋膜被舒開），突然緩解了她的慢性疼痛，她激動地向大家表達：二十年前，安涅絲接受了一次手術，但那時的醫療並不如現在先進。她進行了脊椎融合手術（使用金屬螺釘），但手術失敗了。在過去的二十年裡，安涅絲停止所有的運動，不能彎腰抱起她的孫子，只有靠服用藥物才能入睡。但那一天，一種瞬間緩解身體多年不適的解脫感是如此的深刻，促使她開始每週上一次私人課。如今，安涅絲得以運用有力量且柔韌的肌肉鏈使背部能夠自由在活動，可以到處走動，遠程旅行，可以抱起孫子們共度親子時光。她已找回身體的本質和功能，得以自主管理自己的健康。若有時安涅絲感覺腰背不適，她也知道如何在脊椎間運用螺旋動作，紓通筋膜的感知河流，讓周圍組織流動順暢，進而解緩椎間盤壓力與肌肉的緊繃。有一天，我在巴黎主持研習工作坊時，我不知安涅絲也是參與者。課程結束鈴聲一響，她突然用濃重的南法亞維農口音大聲說：「我特地從亞維農來見你，我想當面告訴你，你改變了我的生活。」

我那時身處在人們還不了解筋膜力量的時代，這些個人經歷和見證帶領我超越自己多年來的醫療困惑，讓我在這條艱辛漫長的道路，找到了堅持完成理想的信念。我要感謝安涅絲不遠千里來見我，也由衷感謝像她一樣，給予我信心和力量的朋友們，因為有你們，我始終堅定我的目標，並達成在美國紐約開創孟式地板律動企業的夢想。

連我的按摩師也發現到了一些改變

我有多年的下背痛問題，定期會去同一個按摩師那裡放鬆肌肉和脊椎，我的背部通常需要一段時間才能恢復正常。自從我開始做孟式地板律動後，我第一次回到按摩師那裡，他發現了一些變化。他告訴我：「你的肌肉更容易放鬆了，而且你的背部比平常更快發出喀喀一聲。」他還說我的脊椎裡有更多空間，這也正是我感覺到的，有些東西正在改變！

——馬蒂斯・歐利曼

疲勞

　　如先前所述，透過解開沾黏且不再滑動的結締組織，我們能夠消除深層壓力的累積，這個比喻可以形容孟式地板律動對我的身體所產生的初始感受：透過球形和反球形運動，我們能夠觸及治療師難以觸摸到的肌肉層；我們就像是自己身體的考古學家，清除累積的壓力面，深入到最深處被遺忘的層次。這些壓力可能是長期存在，甚至與我們的身體適應了多年的緊繃和創傷有關。

　　透過螺旋運動，調節我們體內各系統，使其相互連接，就像一波接一波的浪潮，帶來強大的力量和能量，啟動體液調節和自身調節機制。許多學員在課後立即感受到放鬆的效果，有時則是練習結束幾個小時後才出現，他們描述這種感覺為：「湧現的能量」「從脊椎底部直達頭頂的溫暖流動」「感到有活力」「振奮精神」「士氣高昂」。

---- 見證 ----

我整個人充滿活力！

　　這是我第一次上這一小時的課，但天哪，它完全消除了我的緊張和疲勞。當我到達教室時，身心俱疲。練習時，我不停地打哈欠，因為我非常放鬆，但課程結束後，簡直不可思議，我真的重新充滿活力。十分鐘後，我突然有了能量，感覺精氣神充沛，不再感到疲勞。我真的很感激發現了孟式地板律動。

——貝亞蒂絲・卡爾多納（職業舞者）

疼痛

　　正如之前所提到的，關於筋膜研究的話題正在全球引起熱烈討論，國際科學家們正在質疑我們維持健康和治療慢性疾病的方法。這也為疼痛問題，包括一些至今尚未得到合理解釋的疼痛，提供了新的解答。

　　在與遍布世界各地的孟式地板律動教練進行課程後，各國參與者都提到持續性疼痛消失了，因為這些旋轉／反旋轉的動作在超細微的層面起作用，透過緩慢且極柔和的曲線運動，進行體內按摩，這些動作以彎曲和斜角度的方式進行，就像高級時裝中的斜切剪裁技術，靈活地將筋膜沾黏的纖維組織分離開來，使其與肌膚順暢滑動，就像一件特別為你量身訂製的晚禮服。

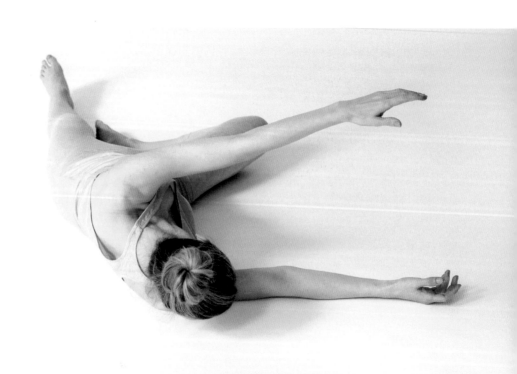

再也沒有疼痛，簡直是奇蹟！

　　我在第一次孟式地板律動練習結束後，感到自己從束縛著全身關節的枷鎖中解放出來；輕盈的身體，既沒有疼痛，也沒有關節鎖死的感覺，就像重返二十歲的自己。當晚，我發現肩膀的肌腱炎、神經痛和頸椎痛都消失了……而且我整整睡了一夜，這麼安穩的睡眠已經好幾年沒有體驗過了。這個方法簡直是奇蹟！

——克莉斯汀‧布魯諾

我重獲新生

　　我的肩胛骨之間有個痛點已經拖好一陣子了，它會蔓延到脖子上。丈夫每天都要為我按摩，但現在，那個痛點消失了！這幾天以來，我感覺重獲新生。

——匿名

告別止痛藥

　　我的頸部非常僵硬，感覺自己好像一直戴著護頸圈。但是，孟式地板律動讓我的頸椎關節變得更柔軟了。斜方肌也有很明顯的改善，我的緊張感和頭痛症狀都減輕了，而我只上了三堂課。所以，現在我每天早上都會做這些練習，這樣可以避免服用止痛藥。

——娜塔莉

對抗纖維肌痛症的革命性療法

　　我經歷了一個奇蹟，孟式地板律動改變了我的人生，我一點都不誇張，這是一種革命性療法。十七年來，我一直被纖維肌痛症、椎間盤凸出和關節炎困擾著，我已經放棄治療了。但在前四堂課練習的時後，我發現自己的整個脊椎、骨盆和髖部都喀喀作響，我的身體從一副盔甲變成了海綿。現在，我不再感到疼痛，也不需要靠藥物入睡。

——柯琳‧費利斯

壓力

　　大家都知道，橫膈膜和腰肌就像是海綿一樣，承擔著吸收情緒的角色：壓力、焦慮和過勞都在這些器官中累積。我們可以把深深根植在橫膈膜和腰肌的壓力比喻為封閉的地層，這些壓力在無意識中累積，導致肌肉過度緊繃（收縮）或時常感到疼痛。然而，透過孟式地板律動緩解脊椎壓力的功效，能夠揭示阻礙人們獲得安穩睡眠、冷靜思考，以及面對世俗壓力的層層障礙。

　　總而言之，在壓力下，唯一連接胸腔和骨盆的腰肌，就擔任重要的角色。也就是說，腰肌是一條軀幹和腿部間，頭部和腳部間使其相互作用的傳動皮帶軸。孟式地板律動的主要特點和其一致性在於：它的運動策略是從深處將胸腔和骨盆分開，如同按摩力道是來自向中心收束的力量傳輸，進而在肌肉內釋放。因此，做第一個練習，就會讓人有腰肌放鬆、壓力瞬間融化的感受。

　　正如所知，我們從皮膚表面很難按摩到腰肌，技術好的按摩師們可能需要10-15分鐘，以輕柔緩慢的手技，通過腹部和臟腑的肌肉，才能觸摸到腰肌。如果不這麼做，躺在按摩床上的人會痛到跳起來！但律動練習時，你就是自己的按摩師，你的雙手動作極度緩慢且不需要深入觸及腹部，所以永遠不會感到任何疼痛。當律動練習結束，人們會一直撫摸肚子，或左右搖擺骨盆，這代表重新找回身心自在感。而且在練習的時候，學員們張大嘴巴猛打哈欠，這讓教練們都笑了。有時候，學員們會哭，並非哽咽啜泣，而是流下淚水，後來有些人形容這是「喜悅的眼淚」或「不帶情緒的淚水」。

一個接著一個解開全身的結

多年來，我嘗試過各種身體實踐方法和呼吸技巧，但還是無法放鬆。但孟式地板律動的放鬆和呼吸是自然而然發生，沒有強迫，不用刻意尋找，隨著動作，一個接著一個解開全身的結，這是一個美好的發現。

——華特耶

對我來說是一個奇蹟

自從上了第一堂孟式地板律動後，我感覺好極了！那天晚上，我睡了11個小時，第二天下午我還睡午覺，最重要的是我不再感覺任何疼痛了。身為先天性結締組織異常症候群患者，這一切對我來說是一個奇蹟。

——利賽特・維凱

自我療癒

即使在寒冷的冬天很難鼓起動力，但朝九晚五上班族久坐一整天後，我還是定期上孟式地板律動，它讓我從壓力解脫的感覺非常深刻。而且，我是同事中唯一不用常去整骨師那裡報到的人，因為我可以自我療癒，而且身體也給我滿滿的回報。

——薇諾妮卡

見證

集結力量，擴散全身

我一直從事講求力量的運動。但孟式地板律動集結力量且擴散到全身的方式，對我來說完全是一個新的體驗，我需要付出極大的努力，但隨著課程的進行，我也能夠深深地感受到身體很多緊張感消散了。

——吉爾斯

這些練習對我來說已經變成必需品

放假兩週沒有上孟式地板律動，我的頸部疼痛又出現了。但我恢復練習後，頸部就不再疼痛了，真是不可思議！孟式地板律動是避免疼痛和遠離藥物的必需品，感謝一切。

——凱薩琳

我的身體像從未有過的舒展

這是我第一次練習孟式地板律動，只是放慢節奏就讓我能夠享受在當下，雖然我的背部感覺有點疼，且我害怕會加劇，但慢慢地，疼痛的感覺完全消失了。我的身體像從未有過的舒展開來，而且非常深入。

——伊莎貝爾

我甚至不知道這是可以擁有的

孟式地板律動的系列動作真的很棒，令人印象深刻的是，我感覺到我的身體逐漸放鬆，我甚至不知道這種幸福健康的感覺是可以擁有的。——卡琳

身體內部在發熱

謝謝你們帶給我全新的感覺！上完課後我感到身體既輕盈又放鬆，非常舒服！它緩解了我的坐骨神經痛，也讓我的面部表情變柔和。即使離開教室，外面天氣寒冷，但我的身體內部卻在發熱，跟去整骨後的感覺幾乎相同。

——曲卡

感受到內心堅定

自從我開始做孟式地板律動後，我感到自己更加集中，這在我作為一名舞者的實踐中是明顯的，同時我在日常生活中也能感受到這一點。這讓我感到有些困惑，因為它來得非常迅速，我感到自己內心非常堅定，並且在平衡方面更加容易。

——安娜貝爾

溫柔的酥麻感

第一次練習，我無法形容我的背有多麼舒適。孟式地板律動是一種柔和釋放壓力的方法，我再也沒有任何疼痛了！我會因為那種溫柔的酥麻感再回去練習。

——潘妮洛普

脊椎側彎

　　透過孟式地板律動的動態螺旋與極度緩慢的地板動作，對於脊椎的矯正有正面的影響。這原理非常簡單，也不需要長時間的專業學習才能理解。透過交叉肌鏈的作用力和反作用力在腹部、胸部和頸部，圍繞脊椎的收束矯正力道持續運作，人體就像穿件有彈性的馬甲塑身衣。同時，如之前所述，激發多裂肌運作，由於它緊密交織包覆脊椎，由此可見，這些交叉力量的傳遞能夠矯正脊椎過度前凸／骨盆前傾（下背過度彎曲）、脊椎過度後凸／骨盆後傾（背部彎曲變形，駝背）、脊椎側彎（脊椎彎曲呈C形）。

　　多名患有脊椎側彎的人都曾發表口頭或書面見證感言。雖然這些結果仍須經過科學證明，但我可以肯定的說：透過刺激多裂肌和交叉肌鏈重新分配力量使其匯聚到脊椎，孟式地板律動的運動策略有助於減少脊椎偏差角度，為患者帶來真正幸福、健康、舒適的生活！

- - - - - - - - - - - - 　見證　- - - - - - - - - - - -

脊椎側彎的曲度被矯正了

　　我小時候因為嚴重的脊椎側彎而經常感到劇痛，但我從未想過要穿矯正衣。我的脊椎側彎情況在青春期的時候變得更嚴重……在進行了五天的孟式地板律動後，我欣喜若狂的發現，之前完全失去知覺的區域重新恢復了感覺。我也感受到脊椎側彎的曲度明顯被矯正了！

——克拉莉絲

附加益處

孟式地板律動的實踐者中發現此運動的附加益處。因爲定期規律的練習，各種病症都獲得大幅度的緩解或完全消失。例如：

· 經痛
· 手術造成的疤痕組織沾黏
· 纖維肌痛症
· 偏頭痛
· 頸椎病
· 單核細胞增多症（一種病毒感染，會造成發燒、喉嚨痛，以及淋巴腺腫脹，尤其是脖子兩側）
· 磨牙
· 曾感染新冠肺炎並康復，對味覺、嗅覺、呼吸功能、記憶力（記憶力衰退，腦霧）等方面有明顯衝擊的長新冠症候群（新冠後遺症）患者
· 耳鳴……

禁忌

孟式地板律動不分年齡和健康狀況，是對所有人都友善的運動，但還是有一些禁忌，你會注意到它們屬於暫時性的身體狀態：

· 骨折，患部需要暫時固定。
· 剛完成手術。
· 懷孕。但生產後你可以安全地進行鍛鍊交叉肌肉鏈的深處，重建全新的腹部核心肌肉環境。

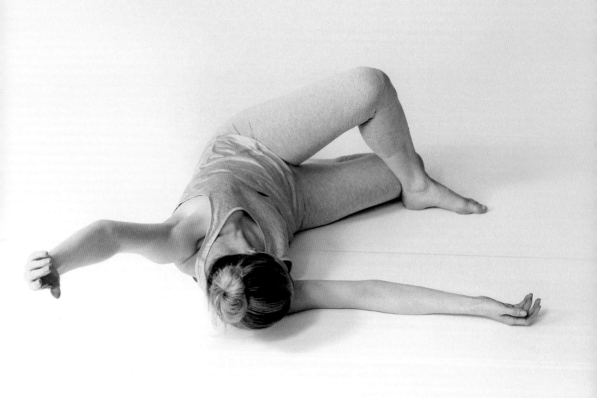

Part 2

練習方案與詳細示範

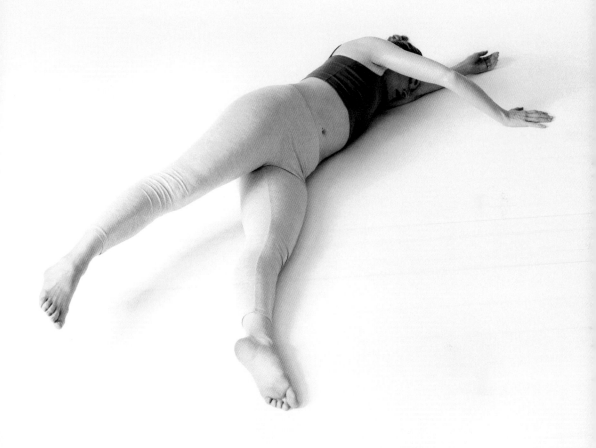

現在你已經了解孟式地板律動的基本原則和最終目標，讓我們進入實際
操作階段，體驗「真實的事物」！在這本書中，我為你提供了三組課
程，每組課程由五個練習組成。當然，根據你的時間安排，你可以只做其中
兩個或三個練習，你仍然會感受到效果。但如果可以完成五個練習，你將可
更深入體驗並獲得更持久的效果。

第五章

開始之前

一些實用的建議事項：

在哪裡練習？是否需要瑜伽墊？

你可以在鋪有實木地板、油氈布地板或鋪地毯的地面上進行練習。使用巧拼地墊或瑜伽墊，可能會有所幫助，但並非必須。通常，練習者開始時會使用墊子，但隨著身體在墊子上來回滾動和展開，墊子會折成一團，因此他們後來會將墊子移開。有些人選擇只將墊子放在頭部後面，與脊椎垂直。也有人只在某些練習時使用墊子，特別是當他們的肩膀或髖部有凸出的骨頭需要在柔軟的表面上滾動時，軟墊可以幫助緩衝。請記住，這種練習跟伴隨音樂的舞蹈不同，你可以隨時調整自己的位置以達到更舒適的效果。

選擇什麼樣的服裝？

請選擇最舒適的服裝：運動褲或短褲，T恤或polo衫。赤足進行練習很重要，因為穿著襪子會導致足底滑動，影響承重腳與地面的附著力，這是確保舒適練習和有效練習的重要因素。

練習的時間多久？理想的練習頻率是每週幾次？

一堂課程包含五個練習，通常一小時左右完成，就像接下來為你提供的示範動作一樣。如果你覺得需要將練習時間延長，超過一個小時，你可以根據自己的情況自行決定。請將你的第一次練習保留更多時間，因為首先你要了解指導說明和附帶的圖片。

每週練習兩到三次是最理想的頻率。就我個人而言，每天從週一至週五進行練習，可以提振我的精神，讓我在忙碌的一天中釋放壓力，並淨化緊繃的情緒。這是不可或缺的。如果這種小小的身體保健習慣還沒有完全融入你的日常行程，一週一到兩次的練習是精神可嘉的，你將會感受身體在整個週間持續給你回饋。一週超過一次的練習，效果當然將更加明顯和持久。

我建議你採用時間調節原則。比如：如果你最初設定了每週三到四次的練習，但一開始就無法達到，這可能會使你失去動力。所以我建議你可從每週一或兩次的練習開始，持續一個月到兩個月，以便讓你有個想法並有足夠的時間思考如何看待這個課程。最後，你可以再調整此練習頻率。

最重要的是，千萬別因為不得不取消一次練習而感到愧疚與自責，我們每個人都會遇到這種情況！隨機應變與靈活的適應力才是成功的關鍵。

還有一個有趣的想法：特別適用於忙碌的為人父母，不要剝奪（放棄）與自己身體相處的權利，而是給自己15分鐘的練習時間。該怎麼做？很簡單：始終只做三組課程中的前兩個練習。因為無論你從哪一組課程開始，它們的序列都是根據逐步熱身的邏輯而設計。在擁有繁忙工作和家庭生活的認證教練中，15分鐘的練習很常見：這麼短的時間能夠讓他們每週多次甚至每天（從週一到週五）可根據自己的時間自由度來安排練習。

每個練習應該重複多少次？

孟式地板律動的特色之一是動作編排的邏輯性，也就是有系統地重複同一個練習次數。一般而言，每一側的練習會重複做四次，然後換邊再做四次，最多可達六次。有些練習可以左右兩側交替進行，每次練習都會標明清楚。更多詳細資訊請參考第81頁。

一天中的哪個時段練習？

這個問題有兩個答案。無論你選擇在早上、下午或晚餐前進行練習，你的脊椎、中樞神經系統和筋膜都會產生不同反應。第一個答案是選擇最適合你的時間進行練習。根據個人喜好和身體狀態，你可以找到最佳的練習時段。然而，第二個答案是不要固定在特定的練習時間，而是根據當天的情況和需求來彈性調整。根據參與者的回報，改變練習時間會帶來不同的感受和效果。這種變化是自然的，因為我們的身體和精神能量在一天中會有所變化。

最後，還有一個建議是一天中的任何時間只做一個練習，你可以在每組課程裡的五個練習做選擇，不論是選擇第一個、第二個，甚至第三個練習皆可。

倘若你是長時間坐在電腦螢幕前工作，或是待在家照顧孩子，或是從事木工、烘焙、屠宰業者、護士或律師等職業，每天只需進行一個練習，每一側進行四次重複動作，然後在兩側重複相同的動作組合，就會對你的身體健康有所幫助，提升你的生活品質。

在練習前需要熱身嗎？

不需要，完全不用事先熱身。你只需按照練習的順序進行即可。

我應該選擇哪個課程？

這本書中的三個課程編排都是按照相同的循序漸進原則而設計，你可以從中選擇一個適合你的課程，再按照練習順序進行即可。我強烈建議你在連續三至四週內練習相同的課程，然後再換下一個課程，最後再回到第一個課程，與其他兩個課程一起做一個循環。就好比你從愉快的探索階段，進入深化階段，這個階段將會令人更加滿足與喜悅。

這可能會讓你感到驚訝：雖然每週定期練習可以維持你的肌肉張力與柔韌性，但孟式地板律動並不完全只有維持的概念。為什麼呢？因為你的練習不是在做二維、線性和角度的鍛鍊，而是孟式地板律動的三維特性，意味著你的整個身體從上到下，從裡到外，前後空間都會不斷受到刺激。一週接著一週，你將會意識到一些微妙的改變正被你發掘：新的支撐點、更大的活動度、之前可能未曾發現的深層壓力。這些練習將使你察覺到變化以及面對變化時，如何安頓身心的能力。我和其他認證教練們繼續發掘這些在令人欣喜若狂的新感受，所謂教學相長，有時我們甚至在學生進步的喜悅中，也看到自己多年來曾經歷的過程，這些感受讓我們無論在面對教學或進行個人練習，從未有職業倦怠感，這就是螺旋相

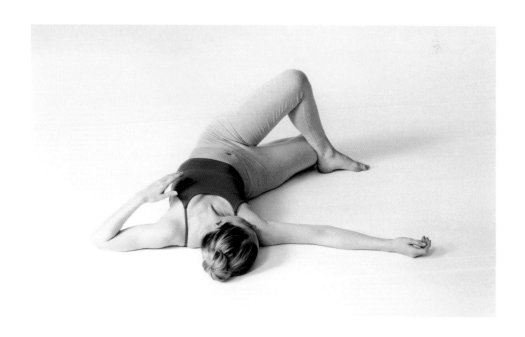

對於線性模式的美妙之處！

　　經歷三週探索階段後，你會建立起一種新的身體語言，你對身體的感知將變得更加敏銳，球形運動將是你的第二天性，成爲你日常生活中必備的儀式感。

不容忽視的技術概念

　　以下三個基本原則必須應用在所有的練習中。

分段原則

　　孟式地板律動基於動作分段劃分原則，也可說是「積沙成塔原則」。我常常告訴學生，這就像是將運動「像素化」或「分子運動」，目的是讓他們意識到在組成一個完整序列的動作之間停留2～3秒鐘的好處。事實上，所有的動作都像是可以組裝和拆卸的樂高積木的小結構，讓練習者充分意識到自己就是身體的創造者和觀察者。

　　還有另一個好處，對於你的肌肉纖維而言至關重要。這些運動片段是子集，如果你在每個子集之間停留2～3秒鐘，你的肌肉系統就能得到休息，這有助於下一個子集的收縮。這個比喻可以讓你很容易地理解分段劃分原則：如果你將一塊海綿擠乾，它自然會更容易吸水，這對於肌肉張力也是一樣的道理。若無遵循此原則，會導致肌肉張力始終處於半收縮和半放鬆的狀態，請注意，能夠完全收縮和完全放鬆的肌肉，才是健康的肌肉。

　　請記住，螺旋的動態形式促使收縮和放鬆，所以在練習孟式地板律動時強行施力是完全沒有必要甚至無法達到練習效益的，讓螺旋的智慧和身體的智慧去「完成工作」！在這裡，你可以在最小努力原則下自我產生更多的肌肉張力和彈性。

　　2～3秒是一個微休息動作，但許多學生在一開始的探索階段，要如何運用短暫的停頓連接每個交錯的動作，讓他們大傷腦筋。我會使用這個有趣的比喻，讓學生明確地理解：想像將一顆大草莓放入一杯鮮奶油中，草莓需要幾秒鐘才能沉入綿密細緻的鮮奶油底部，就是你的身體和內部系統需要沉浸在當下的2～3秒鐘。

由於這些短暫的停頓有時是維持肌肉張力姿勢的動作，你將從這2～3秒中獲得更大的活動度；短暫的2～3秒也是再檢查是否抵達螺旋終點或確保頭部、頸部和肩膀周圍旋轉角度有無超過螺旋負荷。

事實上，許多神經科學研究已經證明，以拆解式教授的分段動作有助於識別動作、建立模式（即學習）和執行運動表現。而孟式地板律動更進一步：以分段，同時按照建造／拆解（建構／解構）的原則設計；你可以深刻感受並理解，如放大鏡效應的編織和解開的動作，支配身體內部系統。我們業界的行話中，拆解一個動作稱為「reverse」（反向），是「完成和解開」的概念：將一個動作分解成許多小部分，並逐一練習，可以幫助你更快速掌握，自由主導整個動作。就像鐘錶師拆卸和重新組裝精密的小齒輪一樣，在視覺上和感知上，投入螺旋運動中的每一個細節。這個運動策略就像交通來回票券，帶你遊歷探索身體的旅程。雖然動作被分段，但並非斷斷續續，而是流暢進行的，正如先前提過：節省動能，技術優化和身體自主性是分段練習的好處，也是螺旋存在的本質。

連貫訓練

所有練習都要連貫進行，右邊做四次，左邊做四次；或者某些動作可以交替進行，我會在每個練習中告訴你。

請記住，孟式地板律動的動作包含了原因和結果，換句話說，它涉及非自主控制的肌肉鏈，是一種反射性訓練方法。意味著你在做運動的同時也刺激身體的自然反應，即促進肌肉鏈的非自主反應來循環再生你的生命能量，而不會燃燒生命能量。如果你在剛開始緊張冒汗，千萬不要自責，可能是對剛接觸的運動求好心切；我相信你的第二次練習將會更好，爾後漸入佳境。這就呼應了我在先前強調過的：在三到四週內維持同一個方案的練習絕對是必要的！

禮讚緩慢

在練習者以極緩慢的速度進行螺旋運動時，肌肉的張力和彈性方面能夠迅速得到顯著的進步。「緩慢」這個詞在孟式地板律動的背景下，代表著更多、更快、更持久的收益。

請記住，當肌肉進行伸展時，同時也會產生收縮的力量；這兩種力量成正比。因此，快速、加速和瞬間的爆發力運動都會引起肌肉突然的收縮，而這與孟式地板律動所強調的緩慢理念所追求的增加肌肉阻力和柔韌性效益相牴觸。

　　不論是運動員或新手，緩慢的速度可以成為調整動作時間的有效手段。在極度緩慢的情況下，你有足夠的時間在運動過程中進行調整，使動作更加流暢且活動角度更寬廣，而不需要等到動作結束後再進行優化。

　　極慢速度的要求對於身體條件受限制的人來說，是一種可貴的奢求，因為孟式地板律動的動作設計可以讓他們更容易進行練習。無論你是運動員還是非運動員，在以相同緩慢速度進行練習時，都能夠獲得相同的效果和好處！

動作專用詞彙小百科

身體滾動的一側稱為地面半球，另一側稱為活動半球。也可以稱之為「地面的手臂和腿部」，相對於「活動手臂和腿部」。

練習過程應遵守的黃金法則

☆如果練習始於將雙臂平放在身體兩側，請務必將掌心打開面向天花板。否則以手指推向地面時，向身體中心匯聚的力量就有斷點，不順暢。

☆當使用單邊手臂進行螺旋律動時，請先轉動頭部，否則頸部和肩膀周圍會產生過多不必要的肌肉緊張。書裡透過照片的順序編排，不遺餘力地以照片圖示提供每個細節，讓你的律動練習輕鬆又簡單！

☆在進行律動練習時，絕對不要做違反人體工學的動作，如彎腰折頸椎，頭部往胸部捲起等，請保持顱骨和喉結在鎖骨上方，因為如果不保持正位，將造成頸椎鎖定，造成下背疼痛的連鎖反應。

☆當雙腿屈膝在胸部上方（見課程二的第三組練習和課程三的第一組練習），腳跟不能遠離大腿後側，讓你的小腿輕鬆下垂，靠近臀部。否則，當股四頭肌（大腿前側）收縮，骨盆無法自由旋轉。

☆在每個練習段落之間，請自我檢視身體各處，包括臉頰和舌頭、手和腳、腹部。確保你的舌頭放鬆不黏在上顎，同時注意牙齒沒有緊咬著。確認你的手和腳不是像螃蟹鉗子般僵硬的做動作，而是像自在優游的章魚一樣自如，游刃有餘地律動於筋膜海洋之中。最後，請確保你的腹部像一個柔軟舒適的枕頭。

☆在每個練習開始前，請仔細看一下精心設想的預備姿勢照片及圖示解說，儘管這些圖示看起來非常簡單，但並不是無關緊要的小細節，不要忽視預備姿勢的重要性，因為它是你取得良好效果的基礎：所謂工欲善其事，必先利其器，如果你沒有把身體放在正位，你將無法從律動中得到預期的好處。

Program no.1

課程一

練習1的預備姿勢

1 平躺，同時將雙手臂放在胸腔兩側並翻開手心朝向天花板，與雙耳保持一條線。

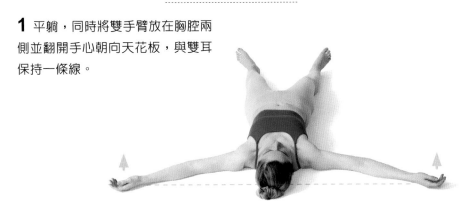

2 雙腳打開並屈膝（一次彎曲一腳的膝蓋比同時彎曲更安全，可避免腰椎拉扯傷害的風險）。

> **溫馨叮嚀** ＋ 為什麼每次平躺且手臂放在身體兩側時，手掌與耳朵保持對齊非常重要呢？因為對此練習而言，這是骨盆理想的力學設計。在其他練習時，當雙手打開掌心朝天花板並與兩耳對齊，可以讓你的胸腔不費力地轉動；如果不這樣做，你的螺旋律動就會不順暢。

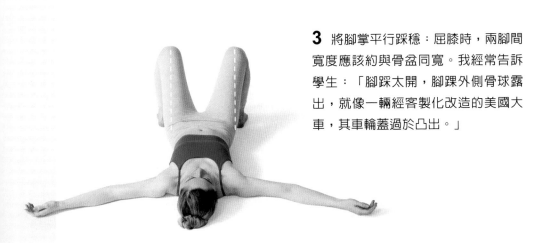

3 將腳掌平行踩穩：屈膝時，兩腳間寬度應該約與骨盆同寬。我經常告訴學生：「腳踩太開，腳踝外側骨球露出，就像一輛經客製化改造的美國大車，其車輪蓋過於凸出。」

4 將左腳跟放在另一腿的膝蓋上，特別要注意的是左腳跟不能超過支撐腿（圖中的右腿）的大腿，以免干擾到練習效益。

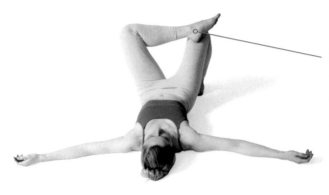

訣竅（小撇步）：在腳跟和腳踝外側（腳踝外側的骨球）中間有一個凹陷處。你可以將它擺在屈膝的支撐腿上，既舒適又穩定。

溫馨叮嚀 ➕ 在整個練習過程中，跨著的腿（圖中的左腿），髖部和膝蓋都要完全放鬆。由於左腿很柔軟，所以向下旋轉時，膝蓋可能往地板倒下，然後在向上旋轉時又歸回原位。

現在，你可以開始進行練習1。

練習

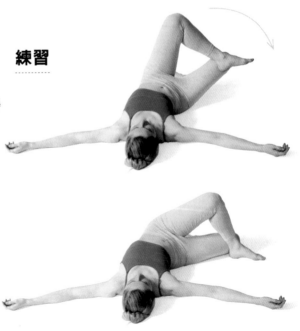

1 將你的骨盆重心非常緩慢地轉移到右側，直到左腳觸地為止，整個過程從1數到8。

右方兩張照片展現轉動的「開始」與「結果」，但實際上，這個過程應該要流暢且連貫的。

溫馨叮嚀 ✚ 我要提醒你注意一個常見的練習盲點：往往在不知不覺中，練習者就會直接進行下一個動作，而沒有意識到此時支撐的腿（也稱為著地腿或承重腿）仍處於收縮緊繃且膝蓋稍微懸空的狀態。因此，在這裡停頓2～3秒鐘是非常重要的。你可以掃描身體，思考一下。如果支撐的腳外側有塊凸出的小骨頭，那麼，只要在骨盆旋轉時，保持腳跟固定在地板，稍微輕輕抬起腳板前側避免壓到小骨球，轉回骨盆時再放鬆腳尖即可。

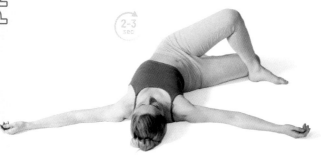

2 你剛剛完成了律動的第一階段：往下旋轉。在此停留2～3秒鐘。開始進入第二階段：往上（上升）旋轉、

3 從1數到8，將骨盆轉回到最初的預備位置。（反轉）

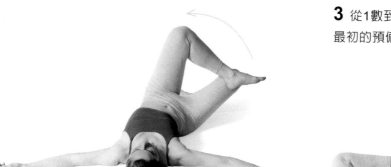

溫馨叮嚀 ➕ 關於啟動上升旋轉（反轉動作）的細微律動，有一個至關重要的關鍵：千萬不要收緊小腹，這樣會阻礙腹斜肌收縮。為了能輕鬆運用槓桿原理，同時增強核心穩定，我的訣竅是：使用與踩地腿同側的手臂（圖中的右臂）和後背肩胛向地面施力，就像躺在沙灘推著濕軟細沙，推動身體一樣。你會感受到右肩胛向左髖部施加對角線方向的傳遞力量。為了具體又幽默表達此微妙的細節，我通常告訴學生：「想像你就像法國選美小姐一樣，披戴著得獎的斜肩帶，身體要感受到斜向力量。」

當你練習反轉律動時，就像騎自行車上坡一樣，你需要用比平時更大的力量來踩踏板，以抵抗上坡時的地心引力。這是一個夢寐以求的完美肌肉阻力訓練！讓我們用這句話來提醒自己：只要慢慢來，就能享受每個動作為身體帶來的好處，把地心引力當成律動練習的好麻吉，你的身體重心就是喜悅的中心！

4 放鬆你的腹部、雙腳和臉頰，並持續2～3秒的時間。接著，你可以進行6～8次的練習1（通常重複做4次，但這是一個特例）。

注意！每次練習的節奏都要保持一樣的慢速度！

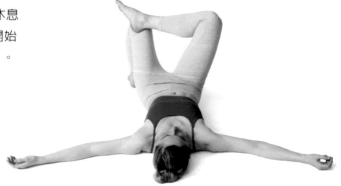

5 當你完成單側練習後，請休息30秒，然後回到預備姿勢，開始進行另一側的練習（見右圖）。

連續動作圖示
練習1

重新檢視以下的圖片，這會幫助你建立練習序列串連的概念。如圖所示，每當我們完成旋轉的動作，就要停留2～3秒鐘。

將此練習序列做總結：

1 骨盆和胸腔向內捲>停留2～3秒鐘。

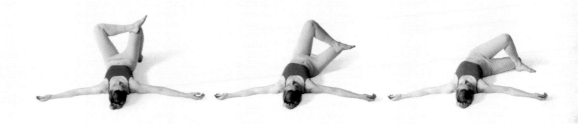

2 骨盆和胸腔展開>停留2～3秒鐘。

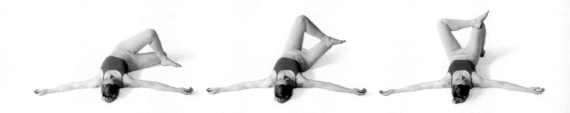

練習2的預備姿勢

1 平躺，雙手放在身體兩側，手掌朝上，同時將手心翻轉朝向天花板，與雙耳成一直線。

2 一次彎曲一腳膝蓋，並將雙腿的膝蓋和腳跟併攏（呈現舞蹈術語中的「第六位置」）。

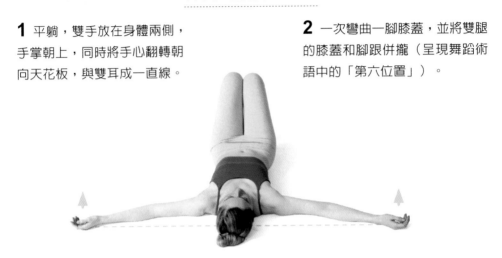

現在，你可以開始進行練習2。

練習

1 慢慢地打開右膝，同時從1數到8，直到腳觸地。膝蓋能否碰到地板是根據個人身型構造不同，但更重要的是放鬆髖部和腹部，這是本練習的主要目的。

> **溫馨叮嚀** ✚ 進行這組腿部單邊開展動作時，速度要比其他練習還慢，因為在這範圍很小的空間裡進行和緩的慢動作，能為多裂肌帶來事半功倍的效果。

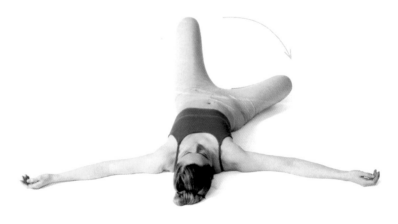

2 將顱骨朝腿打開的那一側轉,而非扭轉頭部超過身體中軸線。這裡我們要將臉頰朝鎖骨方向移動,而不是在中軸線扭轉頭部。如此,這條中軸線就會和顱骨後方對齊,就像照片中展示動作的一樣。

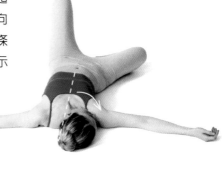

3 將左手肘彎曲,手掌朝腋窩移動。

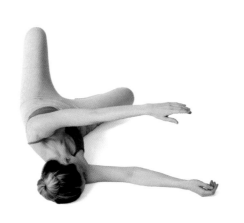

4 伸展手臂,和喉嚨呈水平線。

5 踩穩腳步,保持大腿穩定,整個連動順序是從身體持續往內捲,眼神帶動頭部轉,頸部、胸骨和肚臍依次跟著轉動,最終使臉朝向地面。

注意:最後一張圖可以看到蕾特西亞的活動肩膀與地面上肩膀的位置和臉部都在不同水平,因此我們可以從這張照片看到螺旋柱體的連動。

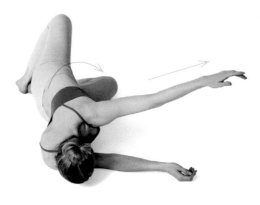

6 照例在此停留2～3秒：你可以稍微往前推進，
同時確保臉頰和舌頭都放鬆。

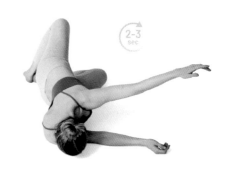

注意： 從蕾特西亞的示範中可以觀察到，她的支撐
腿膝蓋的微傾斜可以幫助增加骨盆和背部的旋轉。
這種微傾斜是一個細緻入微的動作，但卻可以帶來
明顯的效果。當你的支撐腿膝蓋微傾時，身體旋轉
時的重心會落在大腳趾，這是理想的狀態。但如果
你的小腳趾離地翻起來，就表示膝蓋傾斜過多。

> **溫馨叮嚀** ✚ 仔細看步驟6圖中，蕾特西亞往前伸展的手臂比貼地的手臂還長。
>
> 在進行伸展的過程中，請將鼻子保持離地面1公分的距離。
>
> 在脊椎旋轉的過程中（步驟6圖），請從雙眼引導脊椎轉動。從生物力學的角度，
> 這種現象被稱為「主控制」（或「中央控制」）。接下來是在骶骨深處解開螺旋。
> 簡而言之，你主導扣上和解開螺旋。

7 將脊椎以連續、和緩、慢慢的向天花板展開。如下面4張拆解圖表示的動作。

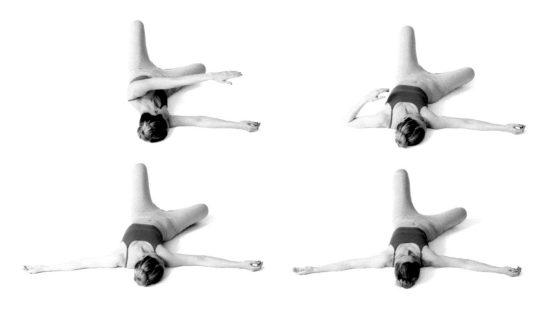

8 慢慢地將右腿回到雙腳併攏
回到第6位置,同時注意之前所
描述的細節。

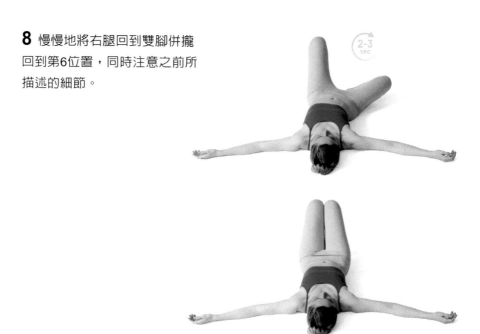

9 停留在第6位置2～3秒,然後在同一邊重複做3次練習。當你熟悉步驟後,
你可以左右交替練習。

10 如果律動時,手臂往內捲或向外導致手掌與耳朵不對齊,請重新調整手
臂位置,再換邊做4次練習。

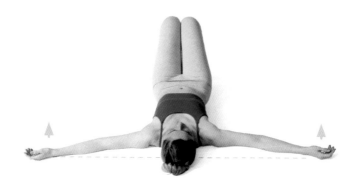

連續動作圖示
練習2

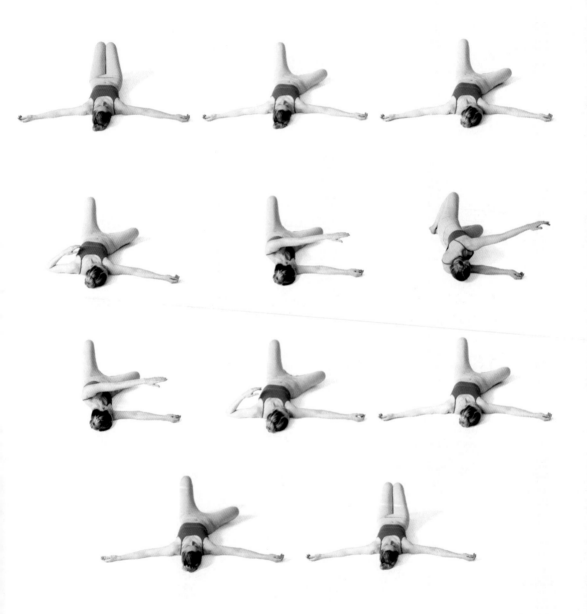

練習3的預備姿勢

與練習1相同。

1 平躺並將手臂放在胸腔兩側,同時,翻開手心朝向天花板並與雙耳連成一線。

2 一次彎曲一腳膝蓋,兩腳平行踩開的寬度約與骨盆同寬。

3 將左腳跟跨在右腿膝蓋,也就是左腳放在支撐腿上方。

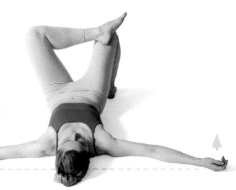

現在,你可以開始進行練習3。

練習

1 比照練習1,從1數到8將骨盆重心往右腿方向直到觸地,花上2～3秒確保身體末梢(下巴、手、腳)和腹部完全放鬆。以下兩張拆解圖展示旋轉時的流暢且連續,像水珠滴落在地面上的速度。

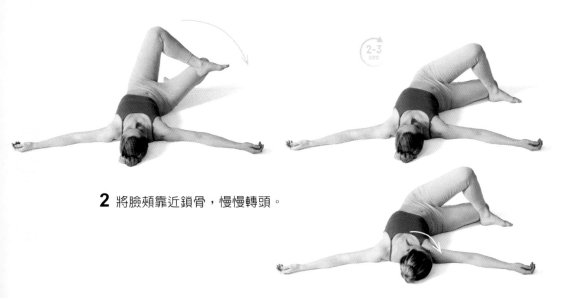

2 將臉頰靠近鎖骨,慢慢轉頭。

3 彎曲左手肘，並將手掌輕放在肩膀上。

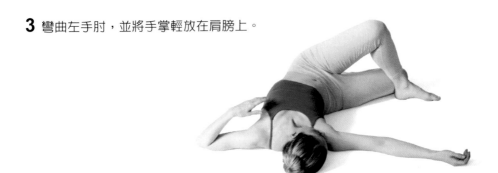

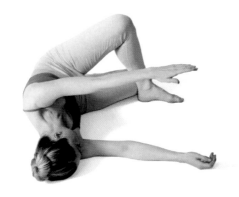

4 將手臂、手肘延著喉嚨上方延伸出去。請注意，頭部仍然保持穩定不被手臂帶動。

5 將頭和腹部捲向地面，同時注意伸展出去的手臂要比地面的手臂長。

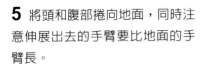

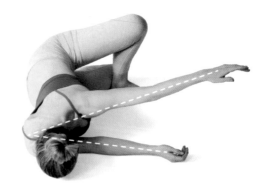

6 停留2～3秒，此時雖然右腳踝處於最大彎度，其腳跟還是要保持穩定。讓你可以進一步轉動骨盆和脊椎。透過和內心對話：「我的腳踝是否像濕潤的海綿般柔軟呢？」

溫馨叮嚀 ✚ 根據每個人身體構造的不同，上面的膝蓋（左側）可能會多少指向天花板或傾斜向地面。這兩種情況都是可以接受的範圍，表示可活動那側的髖部（左側）處於最放鬆的狀態。因此，不必強行將膝蓋往天花板打開。若想增加舒適度，可以讓大腳趾朝上翹起以便增加骨盆的旋轉，但要確保小腳趾緊貼地面。記住！透過你的雙眼來引導螺旋動作，在轉頭時，鼻子應該離地面1公分，以免成頸部後面（後腦勺）的肌肉過度緊繃。

7 現在進行「反向」的動作，如下面的4張圖所示，以連續緩慢的方式完成它。

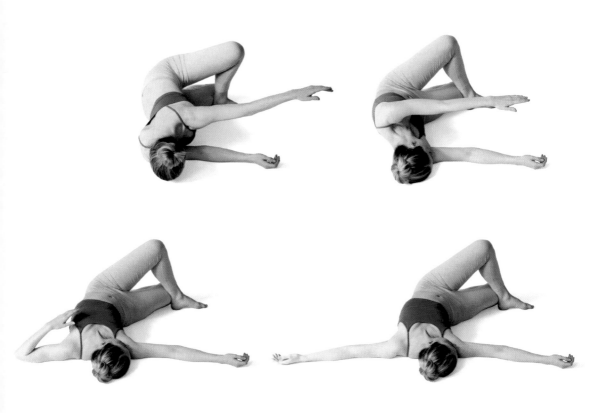

8 將頭緩慢轉回正中位置，面朝天花板。

9 停留（維持動作）2～3秒。感受身體各個部位（臉頰、舌頭、手腳和腹部）完全放鬆。

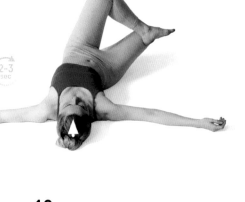

10 與練習1相同，從1數到8，向上捲動你的骨盆。不要緊縮腹部，專注於右後肩胛骨和手臂對骨盆進行細緻的對角線力學動作。

訣竅：留意這組反向動作的小細節，你會感覺右手臂以槓桿作用先推動胸椎，然後骶骨逐漸向天花板轉開。

11 在同一側再做3次後，放鬆身體並休息30秒。然後回到預備動作，進行左側的練習。

連續動作圖示
練習3

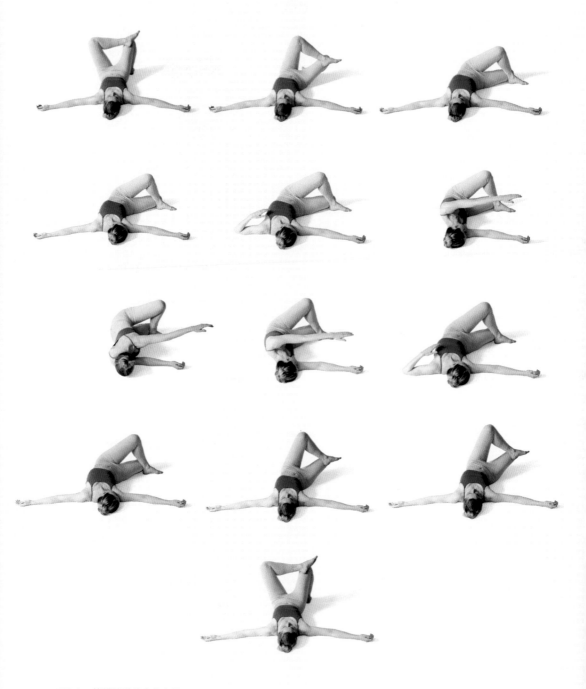

練習4的預備姿勢

1 平躺，雙手放在胸腔的兩側，手心打開並與耳朵對齊。雙腿伸直並保持與臀部同寬。

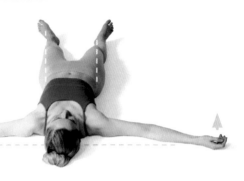

現在，你可以開始進行練習4。

練習

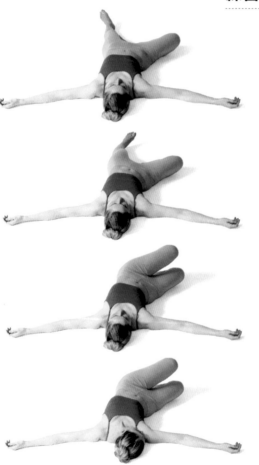

1 右腳向外彎曲，腳跟滑至骶骨下方（此腳跟負責支撐骨盆中心的作用）。

2 左腳進行內旋轉。

3 屈左腳，放置於右腳的內側。

注意：此時大腿內側和腹部應該是放鬆的，你不需要讓膝蓋緊貼，因為這取決於個人體型構造。

4 接著，將頭朝雙膝彎曲那側的肩膀轉。

5 彎曲左手肘，手掌來到肩膀上方。

6 將左手臂往喉嚨上方延伸拉長。

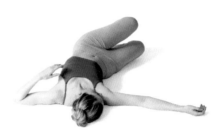 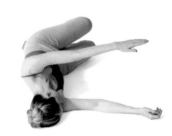

7 頭往內轉，接著將胸部和骨盆轉向地板，讓大腿貼在一起。此時活動手臂比地面手臂還長，同時，要保持鼻子離地1公分。

2-3 sec

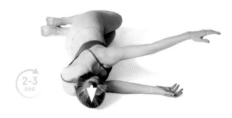

8 停留2〜3秒，然後盡可能伸直左手臂，接著胸部轉回來朝向天花板，然後頭部接觸地面，最後再展開活動手臂。

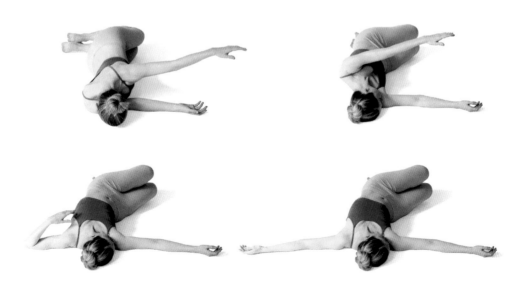

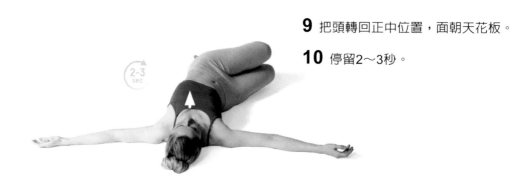

9 把頭轉回正中位置，面朝天花板。

10 停留2～3秒。

11 內旋上方的腿並伸直，同時花足夠的時間，慢慢地將骶骨放回地上，這樣對肌肉才可以有抗阻作用，多裂肌會感激你的努力。最後，再將另一腿伸直。

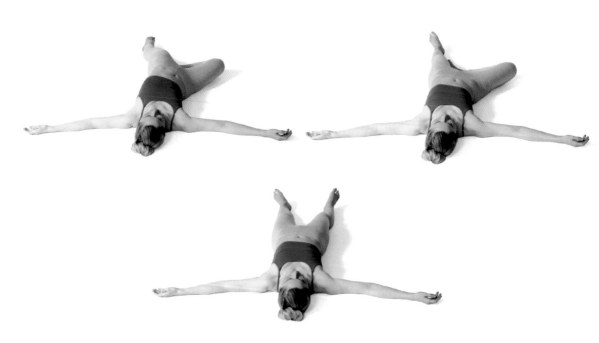

12 休息2～3秒，同一側再練習3次。

這組練習你也可以左右兩側交替完成，前提是必須先記住所有動作的細節。

連續動作圖示
練習4

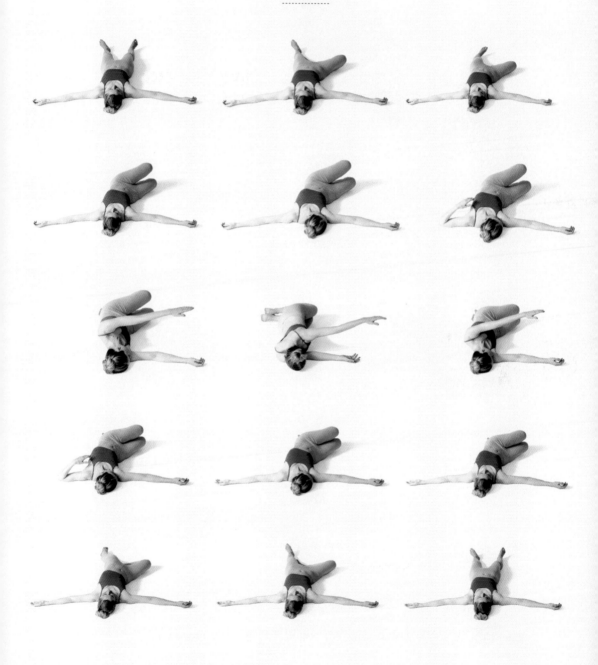

練習5的預備姿勢

1 讓身體趴下。

2 接著，將頭轉向右邊，讓左手臂從左臉往斜上方伸出，把左手臂當成一個枕頭躺著。這樣的手臂姿勢，我們稱為「枕頭手臂」。整個練習過程至關重要的細節：保持頭部向右轉且穩穩的躺在左手臂上。

3 將右手肘彎曲，正確的方法是先把右手臂平伸與臉同高，然後將手掌放在肘彎處下。

4 確保雙腿伸直且保持在與骨盆同寬。

5 從兩個不同角度觀察這個姿勢：注意骨盆貼著地板，胸部略微向後傾斜，且頭部要固定在枕頭手臂的肩膀上！

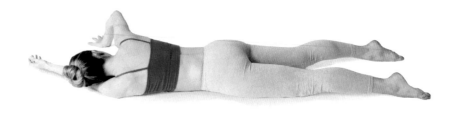

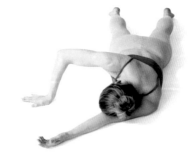

現在，你可以開始進行練習5。

練習

1 讓我們從不同的角度觀察預備姿勢。

2 慢慢地將右腳往左腳邊滑動。

3 輕輕地將右手掌壓著地面,並抬起右大腿越過左大腿,右手在這裡的作用是對抗骨盆轉動。

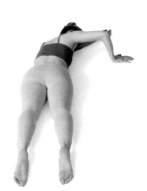

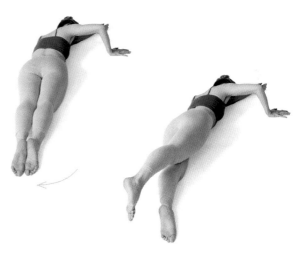

4 當活動腿的髖關節移到地面髖關節的上方時,停止旋轉骨盆。過程中不需要使用肌肉力量。

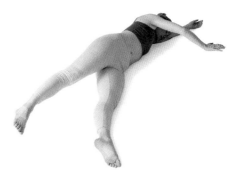

溫馨叮嚀 ➕ 非常重要!注意圖中的活動腿保持內旋,雖然離地,但不高於骶骨,這樣可以避免因為抬高腿部而代償腹核心的力量,讓腿不變得更重。最後,仔細觀察蕾特西亞的槓杆右臂:這是非常完美的,手肘延伸但手掌沒有移動,這隻手臂就像一條彈性帶一樣。

5 停留2～3秒：想像活動腿像一條從髖
部飄揚的絲巾。

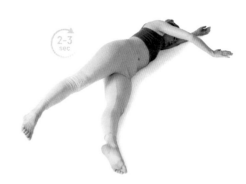

6 現在我們開始往下旋轉：有一個小撇步可以調節脊椎的張力：讓兩條腿（包括地
面的那條）同時內旋，然後直接回到預備姿勢，雙腳伸直打開與骨盆同寬。

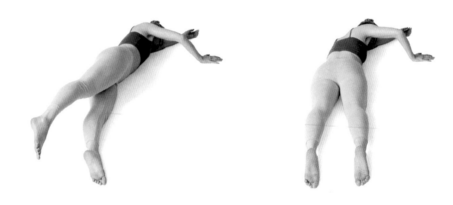

> **溫馨叮嚀** ➕ 在往下旋轉時，從髖部先接觸地面而不是腳！還有，善用槓桿手臂，它
> 既可以舉起骨盆，也可以減緩回彈的力量。把下降想像成火箭要降落在月球表面的
> 過程，減速（不是停止螺旋運動）越多，你就越能增加肌肉張力。

7 停留2～3秒。

8 同一邊重複練習4到6次。

9 休息30秒，然後重新調整回到預備姿勢，開始做另一邊的練習。

連續動作圖示
練習5

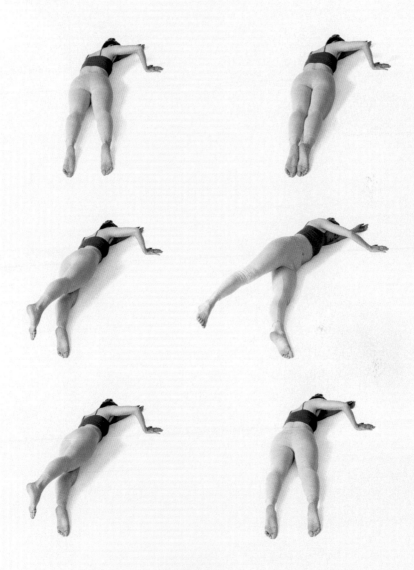

太棒了！

恭喜你！完成第一組孟式地板律動課程！

Program no.2

課程二

練習1的預備姿勢

1 躺平,將雙腿伸直並與
骨盆同寬。

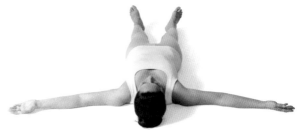

2 雙臂打開與肩同高,然
後將兩手往上伸直,十指
交扣握拳,此時雙臂在喉
嚨的上方。

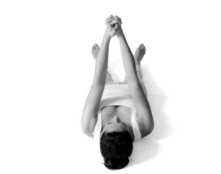

> **溫馨叮嚀** ✚ 在整個練習過程中,請注意保持手掌關節緊密接合,否則手掌
> 分開,導致手肘也會彎曲,這會使你失去肌肉緊實度,進而影響訓練效果。

現在,你可以開始進行練習1。

練習

1 打開右膝並彎曲,確保將腳跟滑到骶骨下
方。如照片所示,伊凡娜的膝蓋並沒有碰到
地面,膝蓋能否碰到地面並非重點,因人而
異,重要的是讓腿和肚子放鬆。

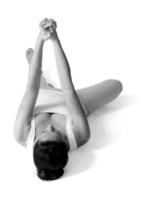

2 左腳向內旋轉並屈膝，放在已彎曲的右腳上方。此時大腿內側和腹部不緊繃，不需要強迫把膝蓋緊貼一起。如果雙膝緊貼一起並不要緊，這是身體構造造成的。

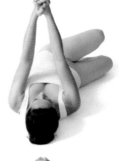

3 停留2～3秒。

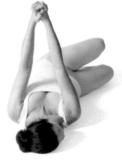

4 接著，頭轉向雙膝彎曲那一側。

5 抬起頭離地約2～3公分，使頭與胸椎的水平同高。

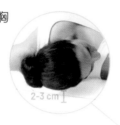

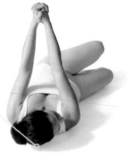

2-3 cm

6 這個旋轉的節奏要比平時更慢，用你的雙眼和雙手往右進而帶動胸部旋轉，直到手碰到地面為止。

7 停留2～3秒：確保臉朝向地面，並保持離地約2～3公分的高度。

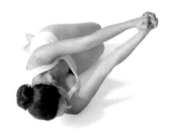

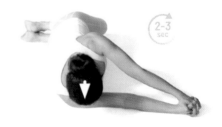

2-3 sec

8 將身體向天花板展開（轉回來）。這次頭部不要先轉，由雙手來引導脊椎螺旋轉動，頭是最後一個螺旋展開的部位。所以，當脊椎螺旋完成時（如下第三張圖所示），此時的臉部和肩膀朝向天花板。

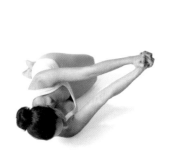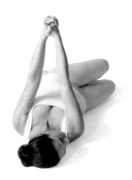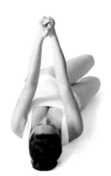

溫馨叮嚀 ✚ 想像一下你十指交扣的雙手像是一支筆頭一樣，這樣可以讓你在肌肉訓練時更加流暢且平順。

9 將左腿保持內旋並伸直，同時像看放大鏡般一步一步向骶骨對焦，慢慢地將骨盆放回地面。

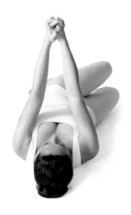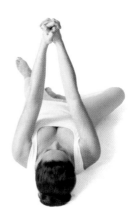

10 右腿伸直：回到準備姿勢。　　**11** 停留2～3秒。

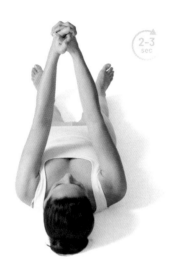

12 同一側連續做三次練習，也就是這組練習要做四次。

13 休息30秒，然後從預備姿勢開始進行左側的四次練習。當你熟悉步驟後，就可以左右兩側交替練習。

連續動作圖示
練習 1

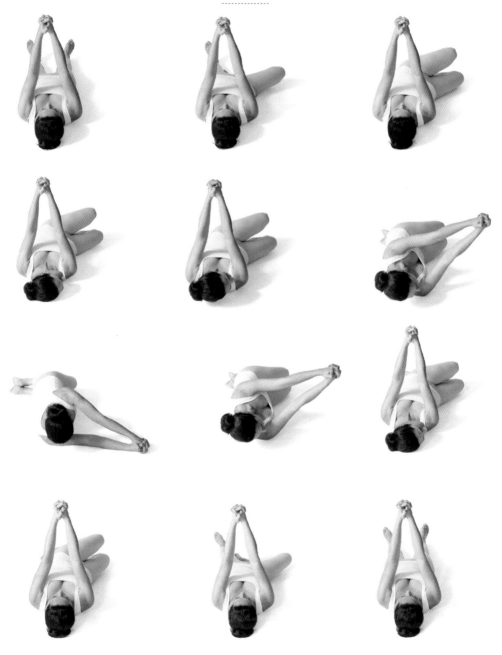

練習2的預備姿勢

1 躺下並伸直雙腿。與前一個練習不同的是,雙腳間的距離要比骨盆寬。如圖示,看看伊凡娜的骨盆寬度,估計你自己的骨盆需要的位置。你再仔細觀察,伊凡娜的大腳趾幾乎與手肘對齊,希望這樣可以幫助你做好定位。

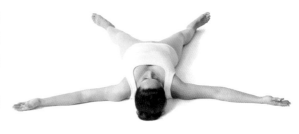

2 打開雙臂,十指交扣握拳,來到下腹部的正上方。

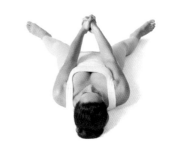

現在,你可以開始進行練習2。

練習

事先說明:在這個練習中,骨盆絕對不會抬起。只有頭部、肩膀和一部分胸部會往骨盆相反的方向施加重量。為了幫助你實現這個目標,你可以想像髖關節和腳跟像是停在黏土上的法式滾球。

1 把頭轉向右側,臉頰靠近鎖骨。

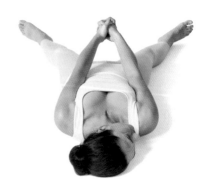

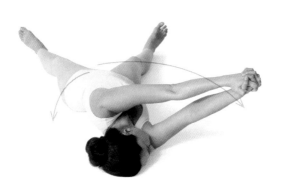

2 開始用握拳的雙手畫出一個半圓弧線，同時注意要讓後面肩膀抬高，且頭部向肩膀傾斜。半圓弧線應該畫到哪？最好是畫到臉部的高度，如果你想畫得更高也可以，不要超過頭頂的位置即可。

溫馨叮嚀 ✛ 在這個半圓形的手部律動中，我們希望保持一個良好的張力（可以參考第59頁），你需要的是將雙手向側面拉伸，而不是向地面拉扯，否則會是一個壓迫身體的動作！將你的胸骨想像成一壺水，而你的骶骨像每一邊有小孔的沙袋平放在地上。你也可以將這個練習想像成早上醒來打一個舒適的大呵欠，感受身體的張力平均伸展開來。

3 此動作要比其他練習停留的時間還長，維持約10秒，目的是讓髖部和肩膀中段產生更多空間進而放鬆。讓「脊椎解壓」的練習獲得更好的效果（也能伸展到眾所皆知的腰肌），建議你想像有一條斜線從支撐的地面肩膀（下圖中的右肩）延伸到對向大腿的腳後跟（這裡是左腿），並感覺線往兩端相反方向拉伸。

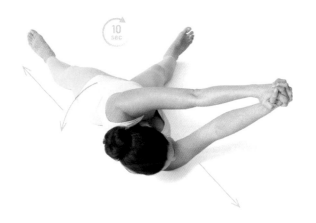

訣竅：練習時，如果覺得後腦勺貼著地板有不適感，你可以像伊凡娜一樣稍微抬起頭部，離地2～3公分，讓眼睛看向地面。

4 反向動作：觀察下面的三張照片，你的雙臂如石頭上的潺潺流水以半圓弧線慢慢地滑下來。

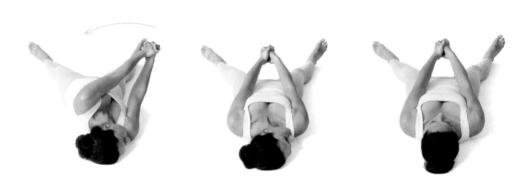

5 然後同一側重複三次。這組動作很容易，是以單邊的上旋與返回為完整序列，每個重複動作之間再休息2～3秒。

連續動作圖示
練習2

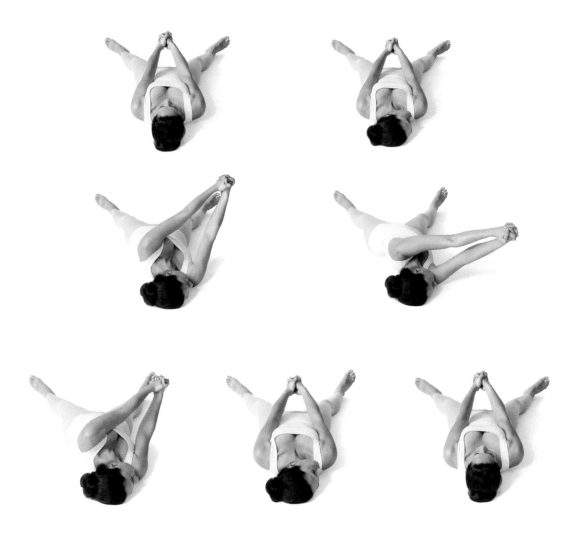

練習3的預備姿勢

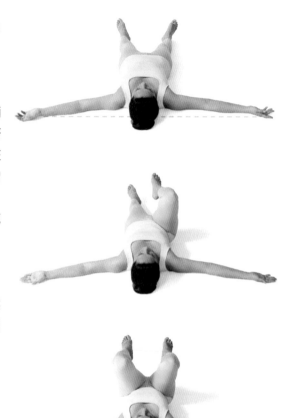

事先說明：進行此練習時，雙臂必須保持伸直，手肘不能彎曲。

1 平躺，打開雙臂，平放在身體兩側，手掌與耳朵對齊。這樣的對齊方式非常重要，因為它可以確保在胸腔轉動時有足夠的空間。對於曾經接受乳房切除手術的女性來說，這種對齊方式可以防止手臂擠壓疤痕組織，並確保練習的舒適性。

2 一次彎曲一隻腳，順序不拘，然後讓雙腳屈膝靠近肚子。為了達到最佳效果，請確保你的小腿放鬆：可以想像它們被一塊床單覆蓋著，但是不要讓腳碰到布料。

溫馨叮嚀 ✦ 請注意隨時保持雙腿的空隙與骨盆同寬，這是這個練習的最重要關鍵點。

現在，你可以開始進行練習3。

練習

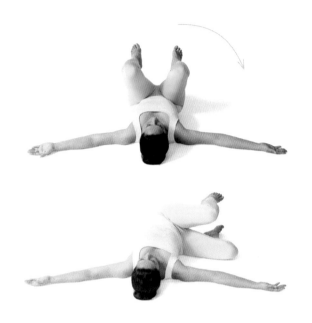

1 慢慢地將骨盆向右旋轉（想像水珠般悠然滴落）。當右腿觸地時，要輕柔地落下，就像是覆蓋在潮濕的沙地上一樣。如圖所示，注意！切勿鬆掉上方的腿往下壓迫，必須維持雙膝之間的間距，以確保練習的正確性。

2 臉頰朝鎖骨，頭慢慢轉向右側。　　**3** 輕輕抬起頭部，離地2～3公分。

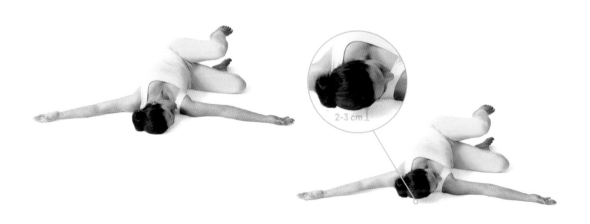

2-3 cm

4 逐步將臉和腹部捲向地面，同時隨著頭部轉動帶起後臂（左手臂）。以下三張圖展示伊凡娜的姿勢，請注意保持雙腿之間的間隙，且上臂（左手臂）與鎖骨對齊，而不是手指向牆壁，這是初學課程中常見的錯誤。

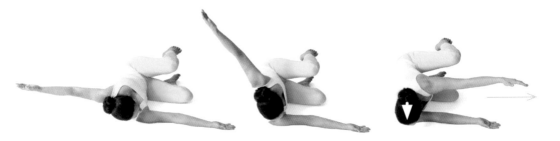

溫馨叮嚀 ✚ 想像你的眼睛是閃亮的星球，脊椎是流星畫過天際的軌跡。在脊椎螺旋律動的結尾（上面第三張圖），要停留約5～10秒，比平常練習的時間更長，讓螺旋更牢固扎根。

5 這次是手臂開啟螺旋，讓手臂向天花板伸展，然後展開脊椎，讓你的頭自然地跟著轉動。

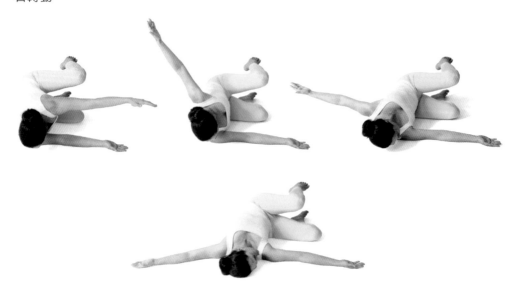

6 頭部轉回正中位置，臉面向天花板。

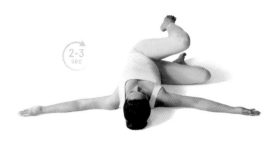

7 停留2～3秒：確認肩胛骨是否穩穩地貼著地面。為此，你可與腹部做一點「協商」，腹部有感覺柔軟放鬆嗎？和雙腿不同側的肩胛骨如果稍微離地，也要確保它放鬆下來。

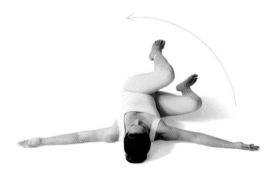

8 當骨盆往天花板方向捲回來，請用比平時練習更慢的速度，同時感受髖部往身體折疊。你不需要刻意收緊腹部，而是要將與雙腿同側的手臂壓在地面上，成為槓桿，幫助訓練你的交叉肌鏈線條更緊實！

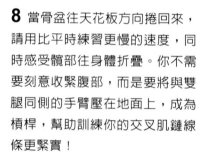

9 重複右側的練習三次，每個動作之間都要停留2～3秒，然後再換左側進行四次練習，開始前請確保你處於預備姿勢。當你熟悉了這個步驟後，就可以輪流練習左右兩側的動作。

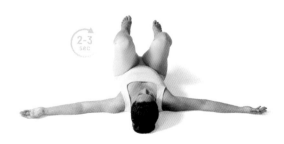

連續動作圖示
練習3

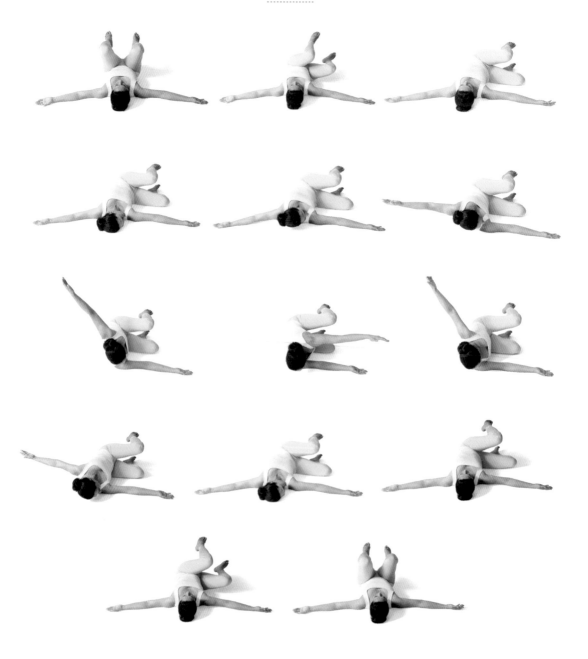

練習4的預備姿勢

1 躺平，一次一腳屈膝踩地，雙腳腳跟貼近骶骨下方。

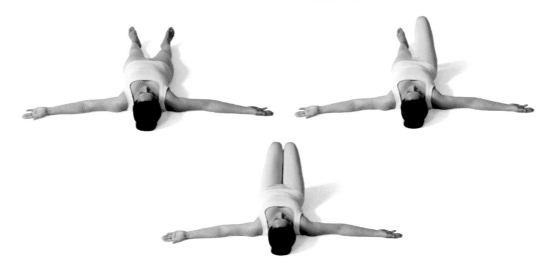

2 右腿交叉放在左腿上，確保大腿之間沒有間隙。

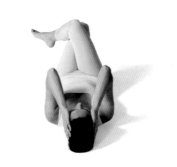

3 雙手放頭部的兩側，而不是放在頭後面。接著，將拇指輕輕地滑動到耳朵上方，就像戴眼鏡一樣，或將拇指滑到耳朵下方，並張開拇指和食指，這樣就不會蓋住耳朵。

注意：張開十根指頭，形成一個非常穩固的保護編織網，可以保護頭部。

4 左手抱右手肘。然後運用小聰明記憶法：右腿交叉在上面 + 抓住右手肘 = 律動旋轉向右捲。

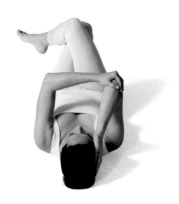

溫馨叮嚀 ✚ 在整個練習過程中，放在雙臂之間的頭顱就像編織網袋的哈密瓜一樣；我常常告訴學生：「手肘是網袋的把手。」當然頸部也有參與其中，但我們希望在練習時頸部投入的力量越少越好，讓整體的力量朝身體中心集中。因此，請準備好手肘的位置，因為有一段步驟得靠手肘的力量為支點來完成。

現在，你可以開始進行練習4。

練習

1 右手臂帶動頭向右轉，直到右肘碰到地面。

2 手肘向地面施加力量，形成一個槓桿，可以將頭部抬離地約2～3公分。

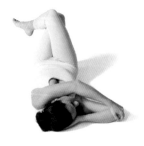

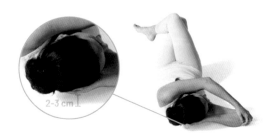

2-3 cm

溫馨叮嚀 ✚ 常見的錯誤是將眼神看向牆壁，所以請保持眼神專注，它們會指引你的臉部朝向落地的肩膀。

3 保持支撐腳的重心並開始向右緩慢轉動骨盆。當雙膝接觸地面時,就是放鬆的時候。

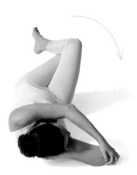 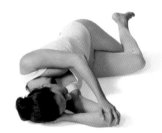

4 接著頭部和肩胛骨更向內捲,創造出一個像珠寶盒的空間,包圍著胸骨。

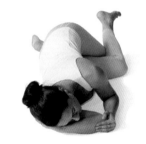

5 將上面的肩膀往後方展開,這時左手臂會像一條彈性帶一樣拉伸開。儘管某些人的手肘可以完全伸展,其他人則伸展程度較小,完全取決於他們的體型,但請注意,下面的手肘要一直貼在地面上。

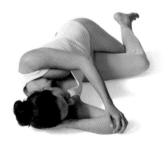

溫馨叮嚀 ➕ 再次強調:在這個練習中,活動手臂特別重要,因為它們對頸部和頭部起槓桿作用。請注意,頭部是骨骼結構中最重的部分,因此你的頭很「重」要!練習過程會感到手臂肌肉在運作,這是在加強鍛鍊!最後,這個練習需要一定的力量,但強度很短暫,因此記得在每個步驟之間維持2~3秒,且如行雲流水般律動。

6 將支撐手肘（右手）牢牢的貼在地面，慢慢地將骨盆轉回來朝向天花板。

注意：支撐腳的穩固
（左腳）有助於讓骨
盆完美地重新定位到
天花板。並且記得在
整個練習過程中，下
面的腳始終與地面保
持接觸。

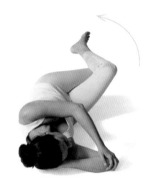
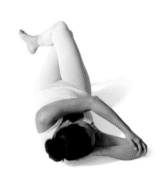

7 將頭部放在地面上，頭頸部保持柔軟放鬆，但仍向側面捲曲。

8 最後，頭部和手肘朝天花板方向轉回來，完成練習。

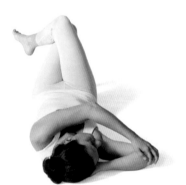
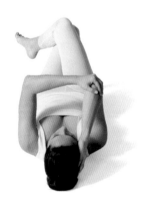

9 休息2～3秒，然後繼續練習，即再做3次同側練習，這組訓練不能左右交替做。

10 休息30秒後，為另一側練習用心做好預備動作。

連續動作圖示
練習4

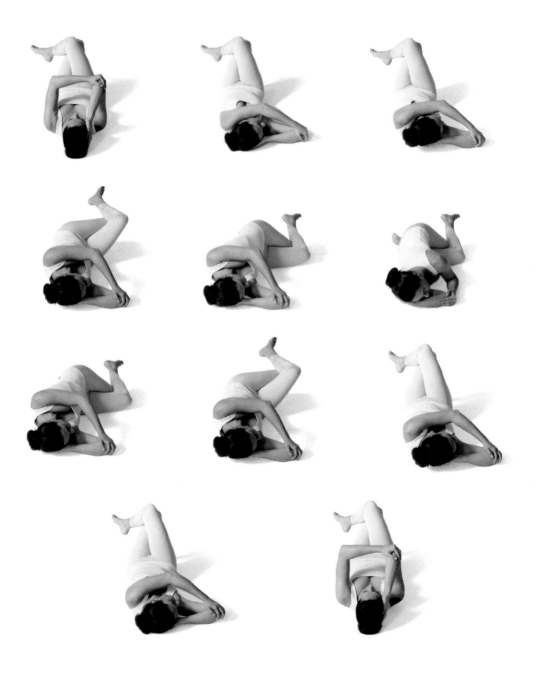

練習5的預備姿勢

1 輕鬆趴著，雙腳打開與髖部同寬，千萬別讓腳黏在一起（不要併腿）！

2 頭轉向右邊。

3 把左手臂滑到頭下方，斜放在地面，當成「手臂枕頭」。此時胸部稍微離地，但髖部平貼地面。

4 右手臂是槓桿，因此正確放置是：A) 手臂平伸與胸部同高。B) 手掌沿著地面滑到手肘彎曲的摺痕正下方，且手指朝向身體的外側。以下是用兩個不同角度來為你說明：

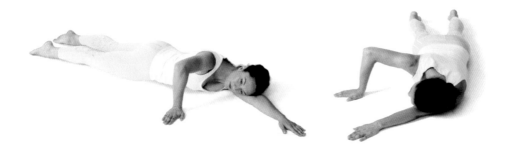

5 手臂枕頭可以變化形式，如圖所示，手肘彎曲。根據當天的情況，由你決定選擇一種或兩種不同的方式練習。

訣竅：為了更舒適，可將掌心當作支撐，讓耳朵躺在上面。

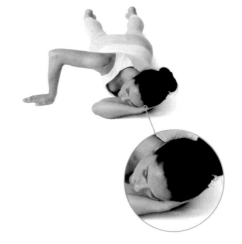

現在，你可以開始進行練習5。

練習

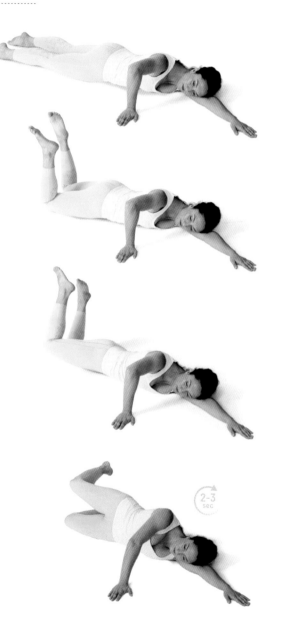

1 讓我們從這個角度來觀察預備姿勢。

2 雙腿屈膝,並想像「雙膝和雙腳中間各夾一顆足球」。

3 用樞軸手掌(右手掌)推地面,幫助抬起右邊膝蓋,接著馬上將骨盆和胸腔向後捲。第三張圖展示一個靜止畫面,但第三和第四張圖是表現旋轉的動作。

4 伊凡娜的雙膝和雙腳間始終夾著兩顆想像中的足球,且髖部與地面成直角,樞軸手掌(右手掌)從來沒有移動,但由於軀幹的旋轉,彎曲的右手肘會自然延伸。最後,有個角度你看不到,她的著地腿(右腿)完全放鬆在地面,當作「腳擋」緩衝功能。

5 停留2~3秒。

溫馨叮嚀 ✚ 注意！許多人在做這個練習時常常會犯的錯誤是：當骨盆完成往後傾斜的旋轉動作（上頁第四張圖），會把上方的膝蓋朝向天花板。反而忽略重點是要保持膝蓋與髖關節同水平線，我建議甚至要與骶骨對齊，這樣的高度可以讓大腿保持放鬆，因為大腿絕對不是扮演支撐骨盆的角色，否則匯聚到身體中心的力量會移到股外側肌（大腿外側的一部分）。

6 同時，將雙腿順著髖關節的軸線往前伸直。請注意，伊凡娜仍然想像在兩腳之間夾著一顆球！

7 停留2～3秒鐘。

8 將骨盆放回地面。

備註：將腿內旋，這會幫助你先放下髖部，然後再放下腳。

訣竅：往下旋轉時，將支撐腳放在地面上，你會感覺有如神助！

9 停留2～3秒鐘。

10 同側重複練習4～6次，這次不需要左右交替做！

11 用心做好預備動作，再進行另一側的練習。

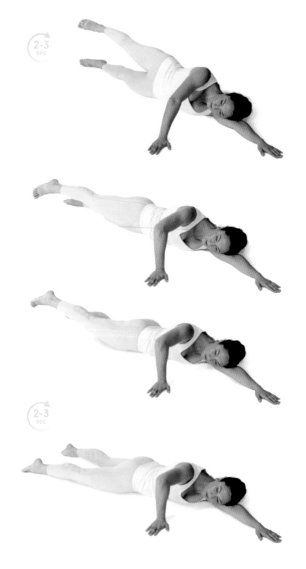

連續動作圖示
練習5

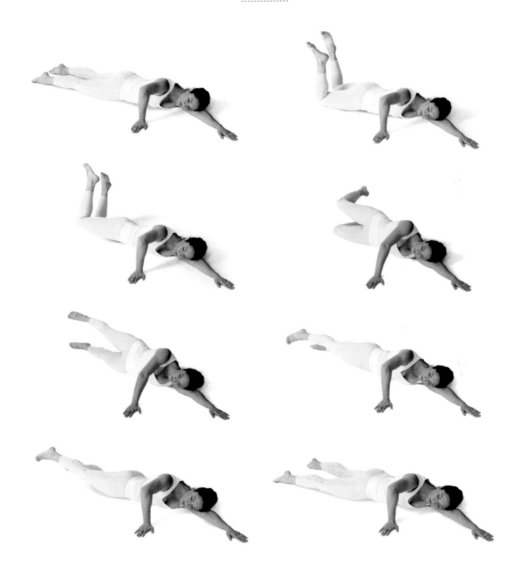

太棒了！太棒了！

恭喜你！完成第二組孟式地板律動課程

Program no.3

課程三

練習1的預備姿勢

1 平躺,雙腿打開伸直,雙手放在身體兩側,打開手掌心並與耳朵對齊。

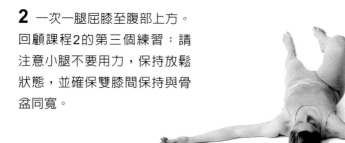

2 一次一腿屈膝至腹部上方。回顧課程2的第三個練習:請注意小腿不要用力,保持放鬆狀態,並確保雙膝間保持與骨盆同寬。

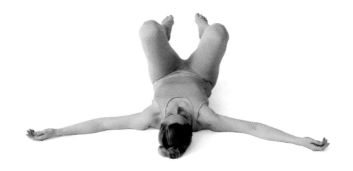

> **溫馨叮嚀** ✚ 每個動作完成後停留2～3秒,細心感受雙膝間是否一直保持與骨盆相同的寬度。

現在,你可以開始進行練習1。

練習

1 慢慢地將骨盆轉向右邊，直到右腿觸地。

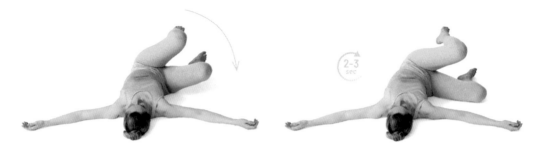

> **溫馨叮嚀 ✦** 請參考上面右圖，當膝蓋彎曲時，與之相對的肩胛骨（左肩）應該穩固地貼在地面上。如果肩胛骨抬起來（離開地面），很可能是因為你希望增加骨盆旋轉的幅度，然而，旋轉的力量是被動的。如果發生這種情況，請不要擔心，我們有解決方法：請放鬆心情，以內在的主動力量釋放緊張，讓肩膀自然放鬆並貼在地面上。當你反覆練習這個動作時，你會發現肩膀變得更靈活開放。

2 停留2～3秒鐘。

3 反轉：用和雙腿同側的手臂（右手臂）按壓地面，將骶骨向天花板慢慢地展開，同時進行極度緩慢的骨盆旋轉。

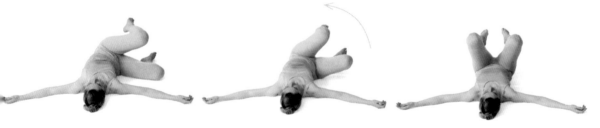

4 回到預備姿勢，將骨盆和胸部往左側旋轉。

5 左右交替進行以上動作4～6次。

連續動作圖示
練習1

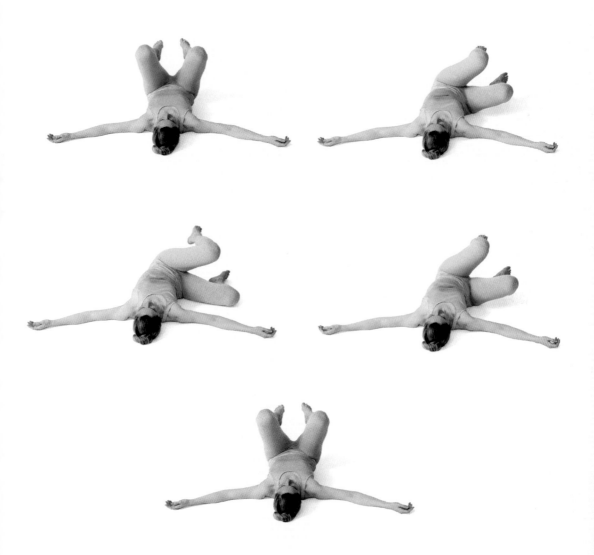

練習2的預備姿勢

1 平躺，雙腿打開伸直，雙手放在身體兩側，打開手掌心並與耳朵對齊。

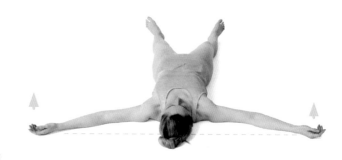

2 一次屈膝一腳，並將兩膝靠攏，腳跟往骶骨方向踩進來。

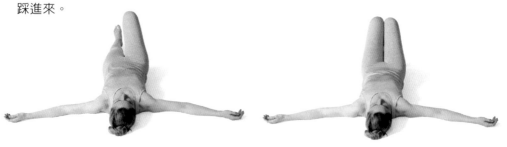

現在，你可以開始進行練習2。

練習

1 慢慢轉開右腳，同時從1數到8，直到觸地。

2 臉頰朝鎖骨方向，顱骨往右轉動。

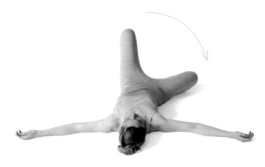

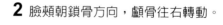
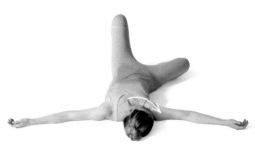

3 以下三張圖是拆解動作：彎曲左手肘，手掌朝腋窩。

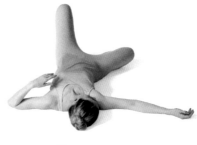

4 同時左手臂與喉嚨成平行線延伸出去，此時你的頭部還在地面。

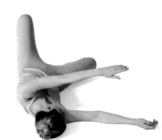

5 接著，將臉部轉向地面，然後是胸骨，最後是肚臍。這個動作是第一組課程的第二個練習，你一定很熟悉。

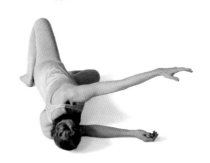

溫馨叮嚀 ➕ 在轉動脊椎的練習過程中常見的問題是：頭會壓在肩膀上，導致螺旋有斷點，壓迫頸椎，我有一個錦囊妙計：「你可想像上面的手臂拉起耳朵裡5公斤的重量，讓頭部自動與脊椎對成軸線，這樣可以避免頸椎受壓力。」

最後，來複習之前的溫馨提示。

你可以自問自答，且正解只有：「是」

· 我的活動手臂比地面手臂長嗎？

· 我的活動手臂與T袖（鎖骨）對齊嗎？

· 我的支撐膝蓋（圖中的左膝）雖然略微向前傾，但小腳趾仍與地面接觸？

6 將左手臂往頭頂方向延伸，帶動脊椎持續往天花板方向慢慢轉開。想像閃耀的光順著脊椎轉開的弧度從骨盆底前方掃上來。此時手臂緩慢以半圓弧度轉開時，頭部無需刻意就可輕鬆的跟著手臂轉回來。以下五張圖生動地呈現這個動作的過程。

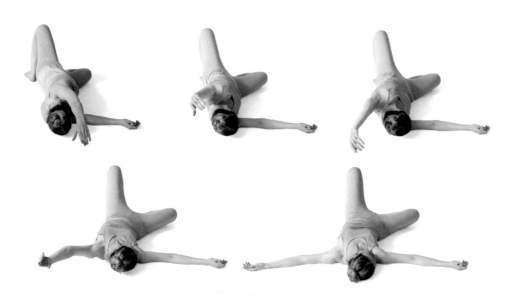

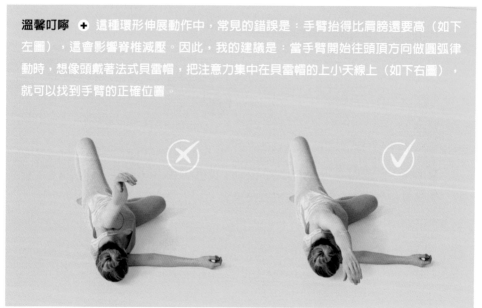

溫馨叮嚀 ➕ 這種環形伸展動作中，常見的錯誤是：手臂抬得比肩膀還要高（如下左圖），這會影響脊椎減壓。因此，我的建議是：當手臂開始往頭頂方向做圓弧律動時，想像頭戴著法式貝雷帽，把注意力集中在貝雷帽的上小天線上（如下右圖），就可以找到手臂的正確位置。

7 回到先前的姿勢（如下左圖）：將臉部朝向天花板轉回正中位置（如下右圖）。

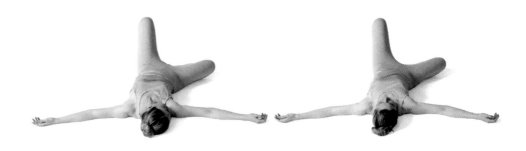

8 慢慢地將右腿轉回來，跟練習一開始慢慢地轉向地面的速度一樣。如下圖所示，你回到預備姿勢。

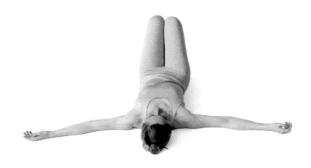

9 然後同一側繼續做4次這樣的律動，休息一下，再換另一側重複4次。當你熟練掌握步驟後，就可以左右交替練習。

連續動作圖示
練習2

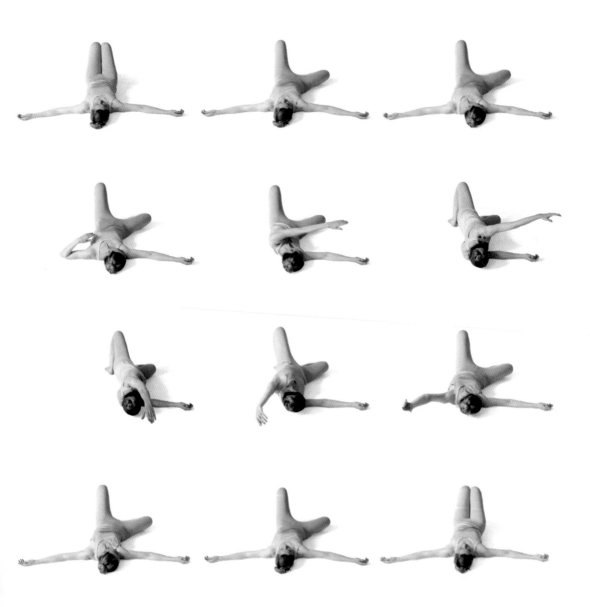

練習3的預備姿勢

預備動作姿勢和前一個練習
的準備動作相同。

練習

1 第一部分和前一個練習一模一樣,讓我們透過圖示來複習(步驟1至5)。

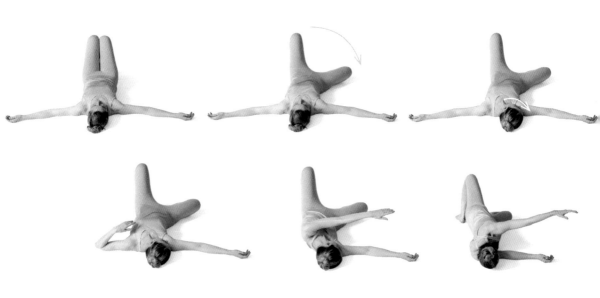

第二部分完全不同,步驟如下:

2 將支撐腿和地面腿併起來。現在,你的四肢和脊椎都向同一側傾,所以你可以往內捲更多,讓胸骨和肚臍更靠近地面。

3 魔鬼藏在細節裡!將上面的腿伸直且大腳趾低於骶骨。此外,這條腿是內旋的,如果你可以加大內旋角度讓大腳趾在地面上,腳跟朝向天花板。那就太好了!

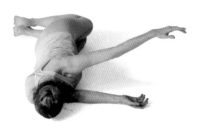 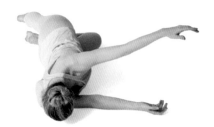

4 保持手臂盡可能伸直,先從腳跟開始轉回來地面,然後是髖部,最後是頭部。當腳跟、髖部、胸部、頭部用極緩慢的反向力量轉開,對拉伸腰大肌和解除背部的壓力,產生強大的效益!

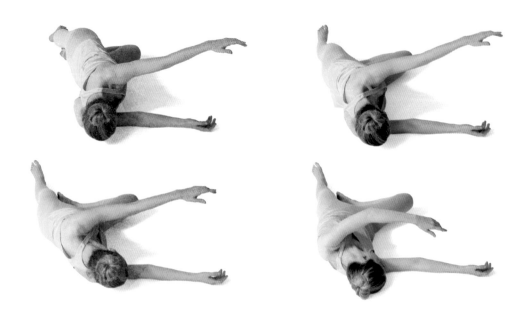

5 將手肘放回地面,接著是手掌。

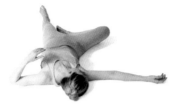

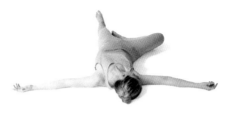

6 把頭轉回來,臉部面向天花板。

7 將腿往前伸直。

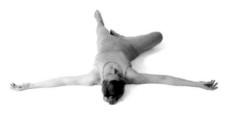

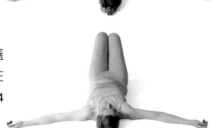

8 一次彎曲一腳膝蓋,並將大腿、膝蓋和腳跟併攏,往骶骨方向踩進來。現在可以重新開始,選擇同一側重複練習4次,或者右邊和左邊交替練習。

溫馨叮嚀 ✛ 這個從腳後跟開始的旋轉律動,有一個意象可以讓你將注意力集中在骨骼的球形關節上,以增加旋轉的幅度。

· 腳後跟的球形關節（跟骨）
· 髖部的球形關節（股骨）
· 肩膀的球形關節（肱骨）

都是身體中的關鍵球型關節。

你可以想像這樣一個過程:先將腳跟球向天花板展開,髖部球緊隨其後,最後是肩膀球輕盈的放下;腦海中的球體依序一接觸地面即發光,好像重新點燃正能量。這種逐步點亮球體的想像搭配緩慢展開脊椎的律動練習,對於伸展腰肌（著名的靈魂肌肉）非常有效!透過你的想像力搭配練習,有助於放鬆球型關節周圍的肌肉,進而影響全身。

連續動作圖示
練習3

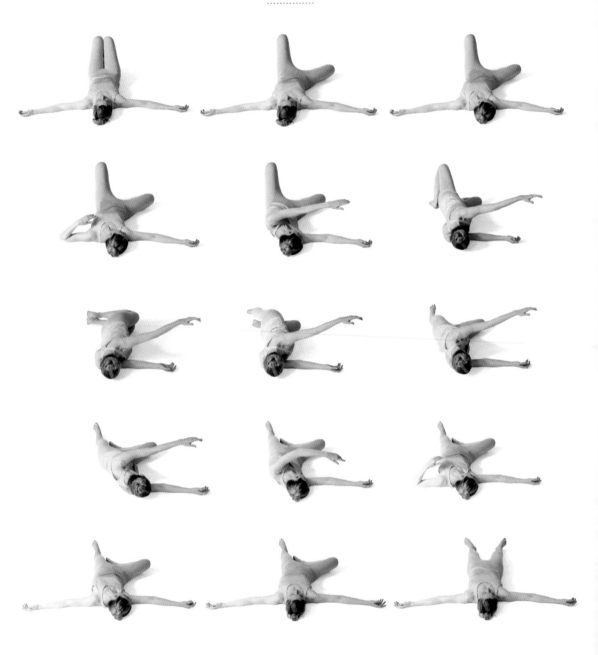

練習4的預備姿勢

1 平躺，雙腿打開伸直，雙腳從髖部延伸出去。

2 將右腿往旁邊彎曲，腳跟對齊骶骨下方。

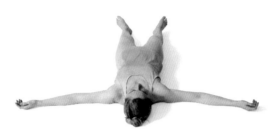

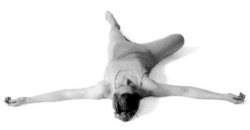

3 雙手抱頭，且大拇指和食指分開（有兩種選擇：大拇指在耳朵上方或下方）。

4 左手抱右手肘。

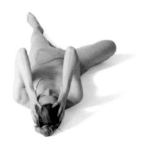

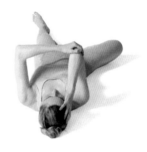

現在，你可以開始進行練習4。

練習

1 將頭和手臂捲到彎曲膝蓋的那一側。根據每個人的體型不同，不必在意手肘是否能碰到地面，重點是這個動作要感覺身體有重量且被動式伸展，這樣才能順利進行下一步。

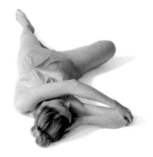

2 用手肘向地面施力，形成一個槓桿，讓你的頭部抬離地約2〜3公分，感受頭部在手臂所形成的環中的重量感。

3 將彎曲的膝蓋往天花板方向收回，讓腳底板平貼在骶骨下方。

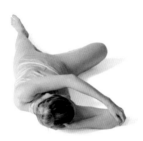

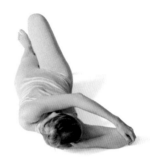

溫馨叮嚀 ➕ 在這個姿勢中保持2〜3秒鐘，自問：「我的臉頰是否保持靠近下方的鎖骨？」

4 頭放回地面，然後將頭和手臂往天花板方向展開。

5 停留2〜3秒。

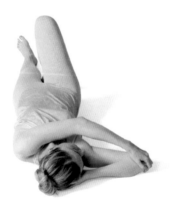

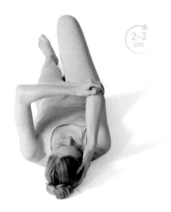

6 反轉：從彎曲的膝蓋那一側，將
頭和手臂被動地捲起。

7 將頭抬起約2～3公分的高度。

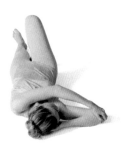

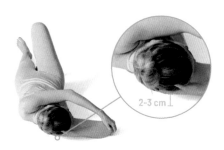

2-3 cm

8 把彎曲膝蓋的腿放
在手臂旁。

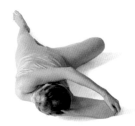

9 頭放回地面，然後將
頭和手臂往天花板方向
展開。

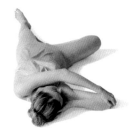

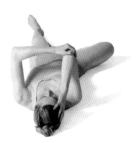

10 這個練習還需要做三次右邊，然後再做四次左邊，而且不能左右交替進
行。

連續動作圖示
練習4

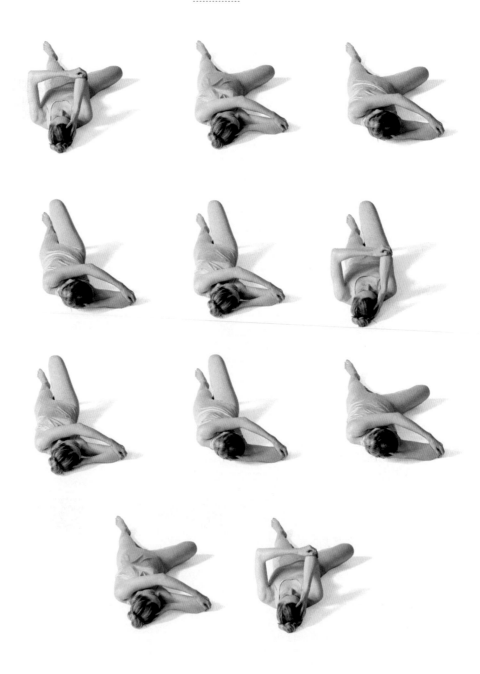

練習5的預備姿勢

1 平躺，雙手放兩側，手掌與耳朵對齊。

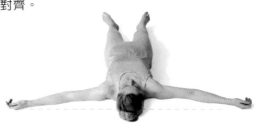

2 一次屈膝一腳，雙腳踩開與骨盆同寬。

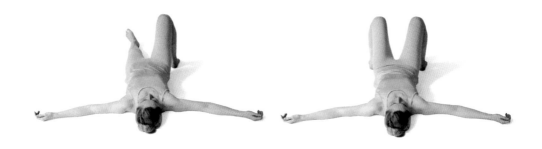

3 將左腳跟放在另一隻腿的膝蓋上，絕對不能交叉放置。建議：在腳跟和腳踝外側中間有一個凹陷處。你可以將它固定在屈膝的支撐腿上，既舒適又穩定。

注意：盤起這側的髖關節不動。

現在，你可以開始進行練習5。

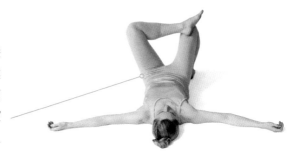

練習

1 慢慢地從1數到8，同時將髖部轉向支撐腳的那一側。

2 停留2～3秒。

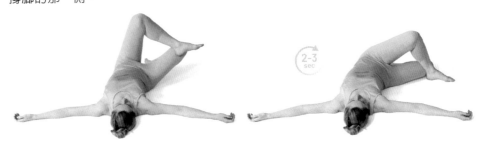

溫馨叮嚀 ➕ 請記住，這2～3秒的休息時間不是要你放空，相反的，這段時間需要專注地掃描腳、手、臉頰和腹部的放鬆情況。因為這對於增加筋膜中青春活力蛋白質的產生有益處。事實上，最近研究顯示，律動進行壓縮動作（與停留時候的解壓）之後，筋膜需要短暫的2到4秒鐘的時間來釋放膠原蛋白和彈性蛋白在人體內。在這幾秒鐘內，一群纖維母細胞會努力為你工作，所以，請給它們足夠的時間！

3 將臉頰靠近鎖骨，頭部慢慢地轉向腳的一側。

4 抬起頭部離地面約2～3公分。

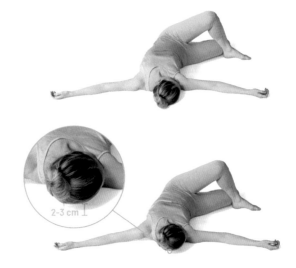

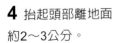

5 將頭向內捲，讓臉面朝地面，你的雙眼帶領著胸骨和肚臍往身體的中心向下捲動，身後的手臂自然地跟隨身體的捲動被拉起來。

注意：在脊椎捲動到最後（如下第三張圖所示），請記得耳朵旁邊的手臂拉起5公斤的感覺！

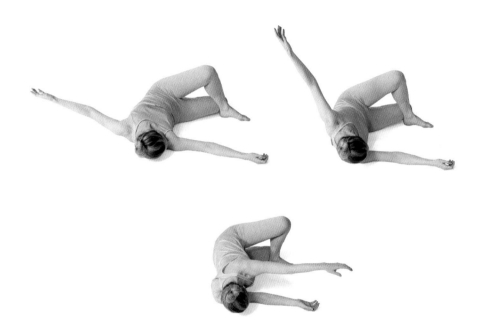

> **溫馨叮嚀** ⊕ 要注意到支撐腳跟（左腳）的重要性，它必須完全扎根；想像在濕熱的沙灘上留下一個深深的腳跟印，這需要支撐腳踝盡可能地彎曲以承受骨盆的重量。隨著動作帶來的連鎖反應，背部也可以完全伸展開來，現在讓我們關注膝蓋的位置，它需要朝向天花板，同時也要保持自然的彎曲，甚至可以稍微向前傾斜，但小腳趾必須緊貼地面。

6 讓活動手臂往頭頂方向展開，同時脊椎也向天花板方向展開，中途都不要停頓。

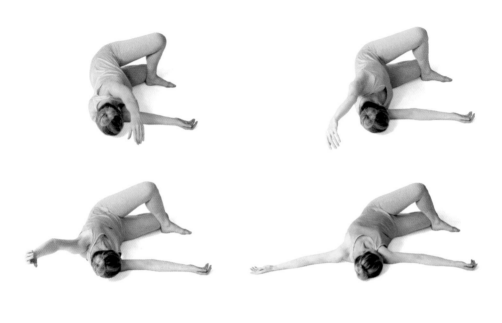

7 把頭轉回來，臉面向天花板。

8 停留2～3秒。

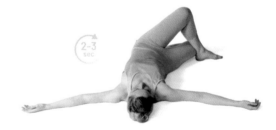

9 藉由和腿部（右腿）同側的肩胛骨，逐漸向地面施加壓力，直到感覺胸部和
骨盆向天花板捲回來。最後，下方的腳跟重新踩在地面上，穩定身體重心。

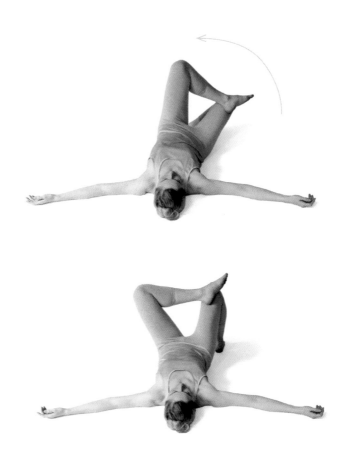

10 重複同一側的練習4次，然後休息一下，再換另一側重複4次。

連續動作圖示
練習5

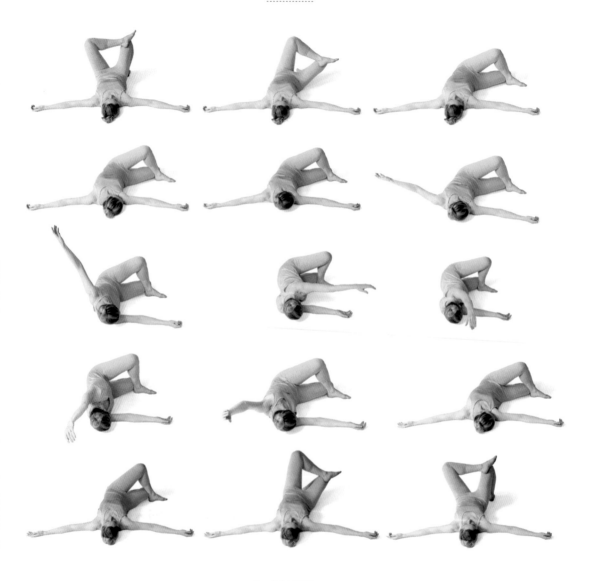

太棒了！

恭喜你！完成第三組孟式地板律動課程

後記

　　恭喜你！你剛完成自己的孟式地板訓練課程。你可能按順序完成了課程1和課程2，然後再完成課程3，或在好奇心的驅使下，直接從課程3開始練習。無論你用哪種方式，成果都值得喜悅！

　　雖然我們在訓練中著重討論了肌肉、骨骼和筋膜，但別忘了：通過脊椎的脊髓，即是你大腦的延伸，也是中樞神經系統的一部分。動態螺旋運動帶你超越鍛鍊肌肉的層次。同樣的，我們可以說筋膜系統是影響情緒的內在系統，它連接身體內部的社交網絡，到達細胞層面。最後，讓我們再次提到腰肌和橫膈膜的重要性，兩個敏感且容易受到情緒影響的部位。孟式地板律動能啓動身體所有的關節和銜接鏈，隨著律動，增加身體的彈性、伸展度和肌肉張力，喚醒深層肌肉，進而將潛藏在深處，甚至有時沒被意識到的壓力，清除得一乾二淨，解放你的身心靈。

　　祝你在這個既柔和又強烈的身體訓練中，覺察到快樂、幸福和滿足。

　　歡迎在社交媒體上與我們分享你的感受，我和我的團隊都會在那裡回答你的問題。

亞歷山大・孟茨

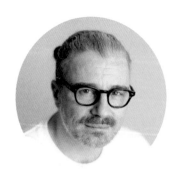

Sur Instagram：@maison_munz
Sur Facebook：MAISON MUNZ
Site Internet：www.maisonmunz.com

衷心感謝

從我的脊椎與脊髓的深處，由衷感謝在法國的安瑪莉‧桑德里尼和蒂芬妮‧維納，以及在美國的派翠克‧法蘭茲和諾拉‧諾蘭‧歐蘭德，感謝你們一直支持和鼓勵我。即使我們身處在世界的兩端（尤其是美國！），你們對我所抱持的信任，深藏我心，這份感激之情難以言喻。透過我們充滿溫馨又要求嚴謹的意見交流，我找到了信仰。在撰寫這本書的每個過程，你們都一直陪伴在我身旁，我希望這本書能讓我們連結一起，分享喜悅。

我要特別感謝兩位經過孟式地板律動認證的教練，蕾特西亞‧彼康和伊凡娜‧維達，謝謝你們欣然同意為本書貢獻形象，你們的出現不僅提昇本書的質感，更重要的是，我發現透過你們的動作示範，讀者在閱讀此書時，也自主覺察到脊椎和筋膜之間產生的共鳴。

最後，我要感謝伊伯因‧努乙，孟式地板律動的啟蒙者。我親愛的伊伯，你建議我自創一套訓練方法，即使我固執地認為這個想法很瘋狂，你仍堅定地相信自己的直覺。當我的意志被消磨時，你點燃了我的信心。甚至預料孟式地板律動會發展到全世界，即使你已不在人間，但你的精神卻永存。每週都有來自歐洲、加拿大、美國和亞洲的朋友向我道謝，因為螺旋律動讓他們重新找到自己。每個月都有經過培訓認證的教練回饋，他們自己和學生都受益於這個方法。這條非主流的道路，因為有你而開啟，而人們的驚嘆聲，是向你致敬。你的摩洛哥血統及文化中富含的力與美，與行雲流水的草寫書體的律動相融一起，創造出了螺旋運動對人體有益且療效顯著的訓練方法。你改變了我的命運，也改變了成千上萬人的日常生活。

感激你為我做的一切，我永遠在你身邊。

兩位孟式地板律動認證教練 · 示範者

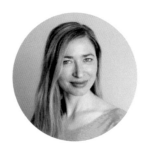

蕾特西亞 · 彼康

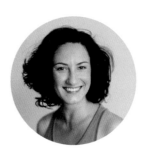

伊凡娜 · 維達

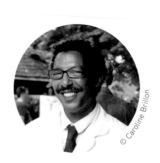

© Caroline Brillon

伊伯因 · 努乙

國家圖書館出版品預行編目資料

筋膜律動的非凡力量：告別全身疼痛，讓脊椎、肌肉、筋膜無比和諧 /
亞歷山大‧孟茨(Alexandre Munz)著；王雯宜譯. -- 初版. -- 臺北市：如何出
版社, 2023.08
　　160 面；17×23公分 --（Happy body；197）
　　譯自：L'extraordinaire pouvoir des fascias en mouvement
　　ISBN 978-986-136-667-8（平裝）
　　1.CST：運動療法　2.CST：肌筋膜放鬆術
418.934　　　　　　　　　　　　　　　　　　　　112009660

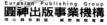

www.booklife.com.tw　　　　　　　　reader@mail.eurasian.com.tw

Happy Body 197

筋膜律動的非凡力量：

告別全身疼痛，讓脊椎、肌肉、筋膜無比和諧

作　　　者／亞歷山大‧孟茨（Alexandre Munz）
譯　　　者／王雯宜
發 行 人／簡志忠
出 版 者／如何出版社有限公司
地　　　址／臺北市南京東路四段50號6樓之1
電　　　話／（02）2579-6600‧2579-8800‧2570-3939
傳　　　真／（02）2579-0338‧2577-3220‧2570-3636
副 社 長／陳秋月
副總編輯／賴良珠
責任編輯／柳怡如
校　　　對／柳怡如‧賴良珠
美術編輯／金益健
行銷企畫／陳禹伶‧朱智琳
印務統籌／劉鳳剛‧高榮祥
監　　　印／高榮祥
排　　　版／莊寶鈴
經 銷 商／叩應股份有限公司
郵撥帳號／18707239
法律顧問／圓神出版事業機構法律顧問　蕭雄淋律師
印　　　刷／龍岡數位文化股份有限公司
2023 年 8 月　初版

定價 360 元　　　　　ISBN 978-986-136-667-8